Q - 166

HISTOIRE RÉSUMÉE

DE L'IMPRIMERIE

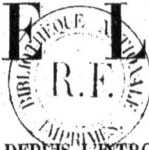

DANS LA VILLE DE METZ,

DEPUIS L'INTRODUCTION DE CET ART JUSQU'AU XIXᵉ SIÈCLE

(1482 - 1800)

⸺ PAR M. CHABERT, ⸺

Membre de plusieurs Sociétés de Littérature et d'Archéologie;

SUIVIE DE

NOTES HISTORIQUES SUR METZ

DEPUIS LES TEMPS LES PLUS RECULÉS,

RECUEILLIES et PUBLIÉES par H.-X. LORETTE, Libraire à Metz.

HISTOIRE DE L'IMPRIMERIE DANS LA VILLE DE METZ.

On le peut, je l'essaye, un plus savant le fasse.
LAFONTAINE.

§ Iᵉʳ. — **Notes relatives à la découverte de l'imprimerie en Europe.**
Introduction de cet art dans la cité de Metz.

L'ART de l'imprimerie, connu de temps immémorial en Tartarie, en Chine et au Japon, si l'on en croit les témoignages de certains auteurs, ne fut trouvé dans les pays de l'Occident que vers le milieu du XVᵉ siècle. En revanche, de nos jours l'art typographique est arrivé en Europe à un degré vraiment miraculeux de fécondité et de perfection, et a surpassé de beaucoup la finesse et le poli des caractères mobiles en bois et en cuivre des contrées asiatiques. Nous ne parlons pas des figures en fonte dont l'usage ne s'est point encore répandu dans le berceau primitif de l'imprimerie.

Ce fut vers l'année 1424 de l'ère chrétienne que l'inventeur de notre imprimerie, Jean Gutenberg ou comme il est convenu vulgairement d'écrire ce nom Guttemberg, natif de Mayence, de la famille noble de *Sulgeloch zum Gutemberg*, découvrit à Strasbourg cet art merveilleux, dont on a dit avec tant de raison et mille fois répété, que l'histoire elle-même tient étroitement à celle de l'esprit humain et de la civilisation. Il s'étudia à l'*imprimerie xylographique* ou l'art d'imprimer par le moyen de planches de bois gravées. Seize années plus tard, Guttemberg fit essai de son invention en employant des caractères mobiles en bois. Après avoir dépensé de grandes sommes dans ses premières tentatives, il retourna à Mayence et se mit en société avec l'orfèvre Fust, son compatriote, pour l'exploitation d'un établissement typographique (1449). Le monde catholique allait enfin connaître et admirer son magnifique secret!... Les associés imprimèrent ensemble la fameuse *Bibla latina* dite aux quarante lignes. Bientôt Pierre Scheffer, originaire de la petite ville de Gersnheim du pays de Darmstadt, obtint

de se joindre à Guttemberg et à Fust. Cette association dissoute, Guttemberg forma à lui seul un nouvel atelier, tandis qu'une autre société s'établit entre Fust et Scheffer. On sait que les premiers livres ayant une date certaine ont été imprimés à Mayence et portent le millésime de 1457. Primitivement, dans la crainte d'un débit trop gêné et à cause des avances considérables que les inventeurs avaient été obligés de débourser, et aussi afin de faire passer plus sûrement leurs livres imprimés pour des manuscrits, les volumes sortis de la presse ne portaient ni date, ni nom de lieu. C'est ce qui explique qu'aucun des livres imprimés par Guttemberg n'est revêtu de son nom.

La typographie avait commencé à propager ses lumières.... En 1458, le roi de France, Charles VII, envoya à Mayence, Nicolas Jenson, directeur de la monnaie de Tours, le même qui devint dans la suite un célèbre imprimeur dont les caractères seront toujours estimés. Jenson avait compris le rôle qu'il avait accepté. Il étudia avec zèle l'art de l'imprimerie et remplit sa mission avec succès.... Peu après, des typographes allemands furent appelés à Paris. En un petit nombre d'années, la France vit s'élever dans sa capitale des presses capables de marcher avec habileté. On s'occupa immédiatement de reproduire, à l'aide du procédé récemment découvert, les meilleurs ouvrages des plus renommés écrivains de l'antiquité. Les noms des typographes *Gering, Grantz et Friburger*, qui ont été les premiers imprimeurs de l'ancienne Lutèce, sont recommandés à la reconnaissance publique. *Ils s'étaient fixés dans la rue Saint-Jacques, au Soleil d'or.* Dès 1470, ils avaient mis au jour le livre intitulé *Gasparini Barzizi pergamensis Epistolæ*, fort in-4°, auquel succédèrent le premier livre français *Traduction de l'amour divin de saint Bonaventure*, puis les riches *Chroniques de saint Denis*. Celles-ci étaient achevées l'an 1475.

A partir de cette époque, les presses et les ateliers typographiques se multiplièrent avec une rapidité réellement prodigieuse. Les principales villes européennes coururent au-devant de l'art nouveau-né. De 1465 à 1482, la typographie fut pratiquée dans les lieux ci-après, savoir :

1851

Strasbourg (1465); Rome (1467); Venise (1469); Paris, Nuremberg, Vérone (1470); Bologne, Pavie, Florence, Ferrare, Naples (1471); Padoue, Mantoue, Parme (1472); Messine, Ulm (1473); Utrech, Turin, Gênes, Bâle (1474); Lubeck, Modène, Plaisance, Sarragosse (1475); Lyon, Anvers, Bruges, Bruxelles, Angers (1476); Palerme, Séville (1477); Genève, Oxfort, Prague, Chablis (1478); Nimègue, Poitiers (1479); Toulouse, Caen (1480); Vienne (Dauphiné), Salamanque, Leipsig, Lisbonne (1481); Metz, Vienne (Autriche), Aquilée, Erfurth, Passau (1482).... Telle est la nomenclature la plus correcte.... C'est à excellent et incontestable titre que la vieille cité gauloise, plus tard puissante alliée de Rome, siége du royaume d'Austrasie, ville épiscopale, libre et membre du Saint-Empire, enfin ville française (*non par le droit de conquête, mais par acquiescement au traité du monarque Henry, deuxième du nom*), revendique modestement, mais sans faiblesse et aussi sans peur, sa glorieuse place parmi les premières villes du continent civilisé où l'art typographique a été pratiqué. La date certaine des *Ammonicónes* (œuvre mentionnée par Brunet dans son utile Manuel du libraire et de l'amateur de livres), en la possession de la bibliothèque publique de la cité messine, est une preuve irrévocable de la justesse de son droit de revendication si traditionnellement méconnu ou encore faussement interprété lorsqu'on lui donne Adam Rot comme son premier imprimeur, lequel fut bien son fils, mais n'imprima jamais à Metz, sa patrie. Le consciencieux et savant M. G.-F. Teissier a vengé la ville de Metz du silence ou de l'erreur des bibliographes (*Essai philologique sur les commencements de l'Imprimerie à Metz*, in-8°).

Dès avant 1482, la république messine n'était pas restée indifférente à la découverte de l'imprimerie. Elle savait que dans l'immense durée des siècles, il est des époques où la nature parfois longtemps stationnaire, se distingue soudainement par de sages efforts. Metz voyait alors son heureuse étoile briller encore dans son pur éclat. Adam Rot, clerc (c'est-à-dire homme lettré) du diocèse de Metz, et peut-être un Reginald ou Renaud de Novéant près Metz, avaient porté, le premier à Rome (1471), le second à Venise (1478), la brillante industrie née près de leur pays natal.

Le plus ancien ouvrage connu de tous ceux qui ont été imprimés à Metz, est celui ci-dessus rappelé, sous le simple mot d'*Ammonicónes*. Cet imprimé renferme le premier livre de l'Imitation de Notre Seigneur Jésus-Christ, attribué au pieux Thomas à Kempis. L'édition messine est la première qui porte une date. Günther Zainer de Reutlingen d'Augsbourg, le seul, que les auteurs sachent, qui ait imprimé jusqu'alors ce saint écrit, le fit paraître sans le millésime (1471). Voici la description de ce livre important pour l'histoire de la typographie à Metz :

INCIPIUNT AMMONICÓNES AD SPIRITUALE UITA UTILES CA. PRIMU.

Ce titre se trouve au recto du 2° feuillet. Le recto du 1ᵉʳ feuillet est blanc. Le verso contient la table des chapitres :

CAPITULA SEQUETIS LIBELLI SCDM ORDINEM.

Le recto du 24° et dernier feuillet se termine par ces lignes :

EXPLICIUT AMMONICÓNES AD SPI-
RITUALEM UITAM UTILES.

IMPARESSE IN CITATE METENSI

PER FRATREM IOHANNE COLINI. OR-
DINIS FRATRUM CARMELITARUM.

ET GERHARDUM DE NOUA CITATE.

ANNO DOMINI MILLE°. CCCC°.

L XXX IJ.

Ce volume est un très-petit in-4° (la direction horizontale des pontuseaux l'indique) à longues lignes, sans chiffres, signatures, ni réclames. La page entière a 29 lignes. Les majuscules des commencements des chapitres subsistent en blanc. — Sous la même reliure que l'exemplaire des *Ammonicónes*, conservé parmi les livres rarissimes, on a compris cet ouvrage aussi précieux et qui paraît avoir été imprimé à la même époque:

OPUSCULU AD SPECULU AUREUM AIE PECCATCIS ISCRIBIT : ICIPIT FELICIT.

Ce titre est également au recto du 2° feuillet; le recto du 1ᵉʳ feuillet est laissé en blanc; la table des chapitres se trouve au verso ; même format, à longues lignes, aussi sans chiffres, ni signatures; ni réclames ; irrégularité semblable des caractères, 36 feuillets dont le dernier entièrement blanc. Malheureusement l'ouvrage est sans nom d'imprimeur et de ville, ce qui empêche de poser une opinion exacte. En effet, de quelle presse est sorti ce dernier imprimé ? En quel lieu a-t-il paru ? Nous sommes sans preuve manifeste, bien que nous puissions nous appuyer sur cette raison assurément vraisemblable, sinon véridique, que le *Speculum* ayant été destiné tout d'abord à être joint aux *Ammonicónes*, il a paru inutile ou au moins superflu de répéter à la fin du *Speculum* les noms des imprimeurs et de la ville, puisqu'on les aurait déjà désignés à la fin des *Ammonicónes*. Au verso du 35° feuillet se lisent ces mots:

SPECULUM AUREUM ANIME PECCATAICS A QUODAM CARTUSIENSE (DENIS LE CHAR-
TREUX), EDITU : FINIT FELICITER. IMPRESSUM ANNO DOMINI MILLESIMO. CCCC
L XXX IJ. XIX. AUGUSTI.

Quoique les imprimeurs aient paru apporter les plus grands soins à ces livres, on voit, les imprimés sous les yeux, par l'examen de l'exécution, que le bel art était tout à fait au berceau dans notre cité.... Mais les essais avaient eu lieu. L'expérience se fera bientôt jour.

Les premiers imprimeurs de Metz sont donc le frère Jean Colini, nom véritablement messin, et Gérard de la Ville-Neuve. Le plus ancien ouvrage connu qu'ils aient imprimé en société est de 1482. Ce sont là des faits maintenant de notoriété. La preuve authentique est en nos mains. D'ailleurs, quand la cité de Metz n'a pas compté parmi les premières villes pour la civilisation et les sciences, elle n'est pas demeurée beaucoup en retard des lieux principaux émules. Si aujourd'hui même, par suite de circonstances indépendantes de sa propre volonté, et consacrée scrupuleusement à la garde de la Nation par la tête qu'elle occupe un poste oriental du beau pays de France, la ville de Metz se laisse parfois devancer quelque peu dans la noble culture des arts et des lettres, elle ne manque point bientôt de courir en hâte reprendre le rang heureux qui lui est assigné par la miséricorde de Celui qui veille sur les destinées des empires et qui règne sur tous les cœurs.... Honneur au religieux Jean Colini et son digne associé! Oui, honneur le plus sincère et le mieux mérité à ce carme qui sut allier aux devoirs monastiques le goût d'une des plus utiles découvertes du monde moderne. En vérité, les bons religieux dont la reconnaissance publique a couronné les veilles et les travaux, ne sont-ils pas précisément ceux-là mêmes que le cloître a toujours proposé pour modèles. C'est qu'en effet il entre également dans la nature de l'homme honnête de servir Dieu et de se rendre utile à la société. Le monastère n'exclut pas cette communauté de saintes obligations. La communion des hommes est nécessaire aux progrès. C'est par l'étude, par les écrits, que *le moine, que le prêtre* communique avec la société et prend sa part au grand travail de la civilisation.

La bibliothèque publique possède, à côté des *Ammonicónes* et du *Speculum*, les beaux livres de gloire personnelle (nous n'avons pas à parler dans cette monographie, des nombreux manuscrits de cette bibliothèque, dont plusieurs sont cités avec éloge), environ 555 ouvrages dont l'impression remonte à la fin du XVᵉ siècle. Tous ces monuments typographiques sont des plus remarquables. On rencontre, entr'autres, dans le format in-folio, la bible sainte d'un imprimeur de la Lorraine fixé à Lyon (*Lugduni, Perrinus Lathomus de Lotharingia*), et le livre, plus curieux encore pour nous en particulier (*Consilia juris utriusque interpretis Alexandri de Imola. Venetiis. Jacobus Gallicus à Rubeorum familia.* — *In-folio relié en bois, parfaitement conservé, belle édition*), puisqu'il est sorti de la presse d'un membre ou allié de la famille de cet Adam Rot, du diocèse de Metz, qui alla exercer son industrie au sein de la capitale de la chrétienté, d'où son nom s'est répandu dans toute l'Europe, et qui a eu le mérite, dit-on, d'introduire dans l'imprimerie l'usage des diphtongues (au lieu des diphtongues æ, œ, on mettait l'e *simple*, par exemple : *Impresse pour Impressa*, ou quelquefois ae, oe, en séparant les deux lettres quoiqu'elles ne formassent qu'un son). Mais le plus anciennement daté d'entre tous est de 1465. C'est un in-folio, superbe édition, bien conservée. Il a pour titre : *Summarium et Conclusione Clementinarum et Sexti per Joannem Koatner de Vanckel Collecta.*

À l'époque où Jean Colini et Gérard pratiquaient la typographie à Metz, nous ne croyons pas que d'autres typographes aient existé dans cette ville. Paul Ferry, célèbre ministre protestant, Nicolas-François Lançon, maître-échevin, le sénateur Emmery, trois citoyens de Metz et hommes laborieux, ont signalé *Jean Magdalène* comme le premier imprimeur messin. Par ce qui précède, cette grave et préjudiciable erreur, répétée tant de fois avant et aussi après eux, par des écrivains, se trouve aisément réfutée et pleinement éclaircie. Au reste, Jean Magdalène ne fut jamais que libraire. Il a l'honneur d'occuper un premier rang dans notre ville, mais en cette dernière qualité seule. Il vivait vers 1498. Magdalène a été simplement l'éditeur de l'ouvrage liturgique suivant, l'unique monument qui nous rappelle son nom : « Ces présentes heures à l'usaige de Metz furent acheuées Le viii iour de nouembre L'an mil cccc. iiii. xx. et » xviii. Pour maistre Jehan magdalène demourant aladicte ville de Metz. » In-8°, gothique, signatures de aí à p2; 108 feuillets, sans pagination ; 26 lignes à la page. — L'expression *pour un tel* souvent répétée dans le cours de la dernière ligne du XVᵉ siècle, n'a jamais eu d'autre emploi si ce n'est d'indiquer l'éditeur, non point l'imprimeur du livre. C'est ce qui a eu lieu sans doute pour les heures de Jean Magdalène. Ce livre a été exécuté avec grand soin, chaque page a encadrement gravé en bois, représentant à la face intérieure et en haut des ornements, des fleurs, des oiseaux ; à la face extérieure et au bas du rectangle, des sujets historiques, des animaux, toutes ces figures offrant une variété admirable dont les sujets souvent distribués dans un ordre bizarre et fantastique. Tout l'intérieur de l'encadrement se trouve occupé par des gravures assez nombreuses. Au commencement de chaque office ou prière, le plus ordinairement même à chaque ligne de litanie, la lettre initiale est demeurée en blanc. Le calendrier est en latin. Un quatrain en français se lit à la fin de chaque mois. A la suite on a inscrit quelques préceptes d'hygiène en langue latine. D'après les recherches les plus consciencieusement faites et des confrontations excessivement minutieuses, les heures pour Jean Magdalène, qui précédemment avaient été attribuées à Simon Vostre (imprimeur renommé de Paris, connu pour ses livres d'heures; à l'usage de différents diocèses de France, imprimés à la fin du XVᵉ siècle et au commencement du XVIᵉ, lequel demeurait rue Neuve-Notre-Dame, et avait pour enseigne saint Jean-Baptiste), sont reconnues aujourd'hui être sorties des presses d'un autre fameux typographes de la ville de sainte Geneviève, Antoine Vérard, qui imprimait de 1480 à 1500. Ce livre, par la régularité plus parfaite des alignements, l'égalité plus heureuse des caractères dénote les progrès qu'avait déjà fait la typographie.

§ II. — Imprimeurs célèbres à Metz, 1500-1800.

Epuis le XVIᵉ siècle, c'est-à-dire depuis l'époque où l'imprimerie commença à être en réalité connue et estimée, cet art a produit des fils célèbres. Cette partie de notre notice a pour but d'indiquer les typographes qui ont été en renom dans la bonne vieille cité de Metz, notre mère, de 1500 au temps actuel qui n'est pas encore du domaine de l'histoire.

Après les fondateurs de l'imprimerie dans notre ville, *Colini* et *Gérard*, le premier nom remarquable qui s'offre à notre mémoire est celui de *Hochfeder* (Gaspard), originaire de Nuremberg. Après avoir publié en ce lieu la première édition des œuvres de saint Anselme, archevêque de Cantorbéry, Hochfeder vint se fixer à Metz. Il y travailla jusqu'à sa mort. Sorti des ateliers de Mayence alors réputés les meilleurs de l'Europe, ses livres sont riches d'exécution.' Il imprima en premier ordre à Metz, la traduction latine par Jean Scheckmann, moine de Saint-Maximin de Trèves, de l'ouvrage composé en allemand par Jean Enenius, intitulé : *Extrait des chroniques des Trévirois*. Le livre qui a contribué le plus à transmettre le nom de Hochfeder à la postérité est le poème commençant par ces vers :

> *Cy est le chevalier aux dames*
> *De grant leaultez et prudence*
> *Qui pour les garder de tous blasmes*
> *Fait grant prouesse et grant vaillance.*

Imprimé à Mets par maistre Gaspard Hochfeder la vigile de saincte Agathe l'an mil v. c. et xvj. Petit in-4°, Goth.; avec fig. L'auteur a gardé l'anonyme. Les gravures portent le nom de François Oudet, sans doute natif de Metz où les Oudet ont multiplié au XVIᵉ siècle et au suivant. Le Chevalier aux Dames est une critique du fameux *Roman de la Rose*. *Noblesse féminine* est le nom de l'héroïne, *noble cœur* le chevalier de toutes les dames, *le vainqueur* est le jeune héros, *dame Nature* est sa conseillère; *vilain cœur* se trouve l'auteur du *Roman de la Rose* ou le vaincu. L'auteur raconte qu'il a connu l'entretien de *noble cœur* avec *noblesse féminine* et le triomphe du héros parce que sur l'avertissement d'une voix magique et enchanteresse, il a suivi dans toutes ses marches généreuses le jeune cavalier; qu'aussitôt après son réveil, il a écrit ce dont il a été témoin en faire hommage au beau sexe (dont l'écrivain est le zélé apologiste).

Surpris que Hochfeder qui imprimait à Metz au temps où le trop caustique Corneille Agrippa de Nettesheym exerçait l'emploi de syndic et d'orateur de cette ville, répandait en assemblée publique les trésors de sa turbulente éloquence, n'ont reproduit aucune de ses nombreuses harangues, nous avons cherché à éclaircir cette question. Nous avons rendu tributaires de nos investigations les monuments inédits de l'époque, les observations séculaires de Paul Ferry, les petits livres peu-dreux perdus sur les derniers rayons de plusieurs bibliothèques, à force d'interroger, de demander la part de vérité ensevelie dans le passé, nous avons été sûrement convaincus que Gaspard Hochfeder avait entrepris sur les pressantes sollicitations de l'auteur presque menaçant le hardi Agrippa, son travail si tristement célèbre : « *De incertitudine et vanitate* » *scientiarum declamatio invectiva*, » dont la première édition parut dans la capitale de la France, après l'expulsion du vindicatif orateur de la cité messine. On n'ignore pas le sort de cet écrit si fréquemment réimprimé et dont toutes les éditions furent condamnées à être brûlées par décision de la faculté de théologie de Paris (2 mars 1531). Les magistrats, rapporte D. Nicolas Tabouillot, l'un des savants auteurs de l'histoire de Metz dans ces religieux Bénédictins (recueil de notes manuscrites sur différents sujets et récits des temps passés du Pays-Messin), furent assez fermes pour réussir à mettre un obstacle continuel à la publication imprimée de tout discours d'Agrippa. On sait comment le téméraire orateur voulut se venger de toute mesure de sage prévoyance. Les invectives qu'il lança à la face de la Cité qui l'avait généreusement accueilli, sont bien connues. Metz heureusement n'a-ça-un Agrippa tandis qu'elle compte plus d'un Ausone et plus d'un Venance.

La prétendue réforme de Luther proclamée en Allemagne, avait franchi le Rhin et gagné notre province dès l'année 1524. Le prestige de la nouveauté, la disposition des esprits, l'ambition étaient préparés favorablement à accueillir toute semence de désordre et d'inquiétude. Les relations de Metz avec Genève, Bâle et Strasbourg, plus vite attaquées encore que Metz par le protestantisme, agrandirent un accès déjà si facile aux discussions théologiques. Des peuples entiers s'éprenaient du peuple, malgré le gouvernement. Bientôt des citoyens de *haut paraige*, entraînés par la cupidité et le désir de dominer, adoptèrent la nouvelle opinion dans l'espoir de se créer de nouvelles ressources pour parvenir plus sûrement aux fins de leurs passions. Alors l'exaltation générale s'envenima. En vain proscrit-on les livres, fruits de l'incrédulité et de l'exagération. Inutilement on fit le procès aux novateurs, on condamna les plus coupables au supplice. L'incandescence des idées s'accrut chaque jour. Le nouveau parti gagna en peu de temps une puissance incroyable. En ce temps de troubles, Maître Jacques, imprimeur et libraire à Metz, né en cette ville, accusé du bris d'images, manqua de périr. Les antécédents honorables et des plus religieux de cet homme, parvinrent à lui sauver la vie ; mais il subit la peine infamante de la Xeuppe. De plus, il eut les deux oreilles arrachées et on le bannit pour toujours de la Cité. A la suite de cet événement, les magistrats interdirent par un huchement ou loi publiée à haute voix, sous des peines très-sévères, l'étalage et le débit des livres traitant de la Réforme (13 octobre 1543). Il était grand besoin de cet ordre touchant l'essai de l'extirpation de la fausse doctrine, après l'accroissement qu'avait pris le protestantisme sous l'échevinat de Gaspard de Heu, renégat, grâce aussi aux entraînantes prêches en pleine rue du ministre Guillaume Farel (1542), (Mémoires du temps). Malheureusement ces dissensions religieuses poussèrent aux plus intolérables excès des deux parts.

Néanmoins les arts et les sciences souffrirent peu. Dans la première moitié du XVIᵉ siècle, pendant laquelle Metz compta six imprimeurs capables, la typographie jouit d'un certain lustre. Après Hochfeder, nos annales mentionnent Laurent Tallineau, de la presse duquel est sorti : *Le crys (ou publication) des pièces dor et monoies Faict en la Noble Cité de Mets L'an Mil cinq cens trente et neuf.* Après le tarif de monnaies ayant cours à Metz, se fit la liste des foires royales et générales de toutes les villes de France. Comme on voit, le titre d'Impériale, octroyée à la cité de Metz par la jalouse et fière Allemagne, n'empêchait point cette ville d'avoir des rapports importants de commerce avec la France.

Les noms des imprimeurs JEAN PALIER ou PALLIER sont célèbres. Jean, l'aîné, surnommé Marchand (à cause du commerce de librairie qu'il tenait), pour le distinguer de son frère cadet Jean dit Junior, a passablement imprimé. Ses livres sont d'une bonne exécution pour le temps où il a vécu. Ce fut lui qui imprima l'édition, sans nom d'imprimeur ni de ville, *de la loi municipale dite le grand Atour*, laquelle avait posé sur de nouvelles bases la constitution de la Cité, et avait créé les Prud'hommes (gens de bonnes mœurs et de prudence), qui formaient un tribunal chargé de pacifier les démêlés survenus entre les familles patriciennes et la bourgeoisie. Cette réimpression étant une satire contre le maître-échevin Gaspard de Heu, les Treize et le Conseil (1542), eut lieu clandestinement. La comparaison qu'elle cherchait à établir entre l'état des citoyens de ce temps et la grande et honnête liberté dont avaient joui les bourgeois de Metz en 1405, avait pour effet concluisif de démontrer que ceux qui avaient le gouvernement des citoyens en 1542, *trébuchaient très-lourdement en leur office.* Cette édition eut un débit extraordinaire. Les officiers de police ne réussirent point à en empêcher la vente secrète. Ils ne purent qu'arrêter un nouveau tirage. C'est de la presse de Jean Palier dit le Marchand qu'est né le poème historique de Laurent Pilladius, chanoine de Saint-Dié, sur la guerre des Rustauds, livre devenu déjà fort rare à l'époque de Dom Calmet, qui, en le réimprimant dans sa bibliothèque lorraine, a certes rendu service à l'histoire épique. La marque ou signum de Jean Palier le marchand, composée des initiales I. P., se voit dans le champ que laissent libre deux colonnes écartées sur lesquelles repose un dôme en arabesque surmonté d'une fleur de lys soutenue par deux jeunes enfants.

Jean Palier dit le Jeune (Junior) commença à imprimer en 1546. [Avant cette époque avait paru un livre assez curieux chez l'imprimeur et le libraire Jean Pelluti ou Peluti, parent de ce Jean Peluti Junior, qui a été seulement libraire, et de deux autres Pelluti, leurs contemporains, aussi nés à Metz (nous avons le témoignage des faits), M. Emmery le signale dans un judicieux mémoire lu par lui à la Société littéraire de cette ville), le *Dialogue en forme d'argument*, auquel sont introduits Calliope et Edmond de Boulay, *disciple de Marot et regent de la grande escolle de Metz*, — à l'honneur de Charles V, empereur couronné, lorsqu'il fut en l'impériale cité de Mets.] Avant Jean Palier Junior, l'impression des livres du diocèse, tels que les bréviaires, rituels, manuels, etc... se faisait à l'étranger, d'abord chez les successeurs des Simon Vostre, des Antoine Vérard; plus tard elle se fit chez les typographes de la ville lyonnaise, même après 1518, année à partir de laquelle l'église de Metz avait eu son bréviaire particulier. Jean Palier Junior demanda d'imprimer lui-même le bréviaire messin. Il réussit tellement bien dès son premier essai (1546), que tous les autres ouvrages liturgiques furent confiés à ses presses.

Les annales ne marquent point qu'à l'époque du siége de Charles-Quint, événement fameux dans l'histoire des peuples, on ait imprimé à Metz de ces factums ou pamphlets comme il en fut publié par le parti impérialiste à Augsbourg, Nuremberg et dans quelques autres villes de l'Allemagne. Le silence de l'histoire étant rigoureux sur ce sujet. Néanmoins, nous nous demandons si aucune oraison ou diatribe contraire n'a été produite à Metz, en réponse aux injures véhémentes du dehors? Par exemple, les discours au temps de la rivalité de Charles V et Henri II, 1551-1552, dont l'édition originale, faite en latin à Augsbourg, a été réimprimée, traduite et commentée par nous, sont un témoignage vérace du travail opiniâtre des champions de la commune cause.

Des réglemens sérieux avaient été rendus touchant l'exercice et l'administration de l'art de l'imprimerie à Metz.

Dans la seconde moitié du XVIᵉ siècle, Metz ne compta que quatre imprimeurs réputés reconnus par les Magistrats. Déjà la religion réformée avait fait d'immenses progrès. Un tiers de la population de la cité avait embrassé le protestantisme, en sorte que ce culte était non seulement toléré, mais encore public. Les ministres prêchaient librement et sans crainte. Ceux-ci, dans les fins d'obtenir des résultats plus puissants, appelèrent à Metz des typographes genévois dévoués à leur cause, pour l'impression des livres religieux à l'usage de la *réformation*. Afin d'être sûrs du droit d'entrée de ces imprimeurs étrangers et luthériens dans la ville, tout fut mis en œuvre par les intéressés pour faire parvenir à l'échevinat François d'Ingenheim qui appartenait à la nouvelle doctrine et qui, élevé à cette qualité, ne manqua pas par la suite de favoriser ses coreligionnaires. Le maréchal de Vieilleville lui-même, gouverneur pour la France (depuis le retour de Metz à ce royaume, les rois avaient leur représentant dans l'antique cité), servit les réformés de sa haute protection. *Jean d'Arras* et *Odinet* furent les premiers imprimeurs de la religion protestante à Metz. Leurs publications ont pris date à partir de 1564. Ces typographes étaient secondés dans l'impression de leurs ouvrages par un habile contre-maître qui remplissait dans leur établissement des fonctions identiques à celles de nos protes actuels. Il avait nom de Jean Derbus. C'était un homme de capacité, écrit-on, qui a été à ses patrons de la plus grande utilité. Aussi ces derniers le traitaient-ils en véritable frère, d'où la qualité d'imprimeur donnée à Jean Derbus dans les actes. Comme ses chefs, Jean Derbus professait nécessairement le protestantisme. Les livres qui nous sont parvenus de ces imprimeurs témoignent de l'activité de leurs presses et du prompt débit de leurs œuvres. Mais en 1575, les évènements changèrent. Les imprimeurs et les libraires du protestantisme furent condamnés à se retirer. Cette retraite ne fut pas de longue durée. Dès le mois de janvier 1597, Henri IV signa une ordonnance qui permit le libre exercice du culte réformé à Metz, et autorisa la vente et la publication des livres de la réforme. Dès cette année même, Jean d'Arras fit sa rentrée et imprima aussitôt.

Nous sommes arrivés à *Abraham Fabert*, qui fut seigneur de la terre de Moulins et maistre-échevin de Metz. Nous n'avons point à parler de ce grand homme comme magistrat intègre et puissant organisateur; nous n'avons à envisager Abraham Fabert, père, que comme le plus illustre imprimeur de la cité. Abraham Fabert était fils de Dominique Fabert, caractère généreux et homme de lettres habitant Strasbourg, encore ville libre et impériale, d'où l'avait appelé pour faire du studieux écrivain le directeur de son imprimerie ducale, Charles III, le Mécène de la Lorraine, qui donnait aux sciences et aux arts tout le temps que ne réclamait pas le soin de ses états. Dominique Fabert avait rendu des services importants au digne prince que la mémoire du peuple lorrain associe à Léopold et à Stanislas. Aussi quand Dominique Fabert vint plus tard se fixer au château seigneurial de Moulins-lès-Metz qui lui appartenait, sa démarche fut approuvée du duc lettré, qui tout en laissant à Fabert la liberté de se retirer, lui conserva sa pension avec le titre de maître ou directeur de l'imprimerie princière. L'exercice de cet emploi était une sorte de charge personnelle au bienfaisant duc en même temps qu'honorifique pour celui qui la tenait de ses libéralités généreuses, mais réfléchies. Abraham Fabert succéda à son père dans ce brillant emploi et perçut les émoluments qui étaient attachés à cet atelier typographique spécial. L'histoire nous enseigne qu'Abraham Fabert fut tout à la fois homme de lettres, imprimeur et magistrat. Quoiqu'étranger dans le pays, sa probité, ses manières polies, les moyens légitimes qu'il employa pour se créer une considération, l'égale de ses mérites, lui avaient acquis après un court séjour, tous les esprits. Les premières familles, le duc d'Espernon lui-même, nonobstant sa fierté, la grande majorité du peuple accordèrent comme à l'envie chacun son amitié et sa confiance à l'homme de vertu et de talent. A. Fabert fut imprimeur-juré et pensionnaire de la cité, cinq fois maître-échevin de Metz et chevalier de l'ordre de Saint-Michel, distinction alors des plus éclatantes dont la munificence royale se montrait fort peu prodigue.

C'est en 1587 que pour la première fois on trouve sur des livres ces mots: *Metis, ex Typographia Abrahami Fabri*. A. Fabert a été l'auteur et aussi l'imprimeur du *Voyage du Roy a Metz, l'occasion d'iceluy: ensemble les signes de resiouyssance faits par ses habitans pour honorer l'entree de sa Majesté*, le bon Henri, dont le buste couronné par la Religion et par l'amour des Français surmonte le monument à colonnes qui se voit au frontispice gravé du titre. Cette gravure est d'Alexandre Vallée. La date 1603 indique l'époque du voyage du monarque et non celle de la publication de l'ouvrage. Cette dernière est de 1610. Cet ouvrage précieux est parfaitement écrit, le style est de la plus haute convenance et de la plus sage énergie, pour le temps où Metz jouissait encore, sous la protection de la France, des droits, des privilèges et des prérogatives d'un état vraiment républicain. Cette œuvre donne une juste idée du caractère indépendant des Messins et de leur fidélité au souverain. L'épître dédicatoire adressée au duc d'Espernon, contient la description de plusieurs monuments romains, la Naumachie, l'Amphithéâtre, les Thermes, l'Aqueduc de Jouy. Vol. in-f°, 72 pages de texte; gravures aux pages 17, 23, 29, 33, 37, 39, 43, 47, 49, 51, 53, 57, 59, 61, 63 et 66-67, sans nom de graveur, plus deux gravures d'armoiries de la maison d'Espernon, la première avec cette indication: A. Vallée f.; une vue du cours de la Moselle et de l'aqueduc de Jouy; la carte du Pays-Messin, le portrait ou plan perspectif de la ville et cité. L'impression de ce magnifique volume eut lieu par arrangement pris entre les magistrats et l'auteur. La ville céda et abandonna à perpétuité et pour *tousioursmais* un assez vaste emplacement sur la place de la Préfecture au seigneur Abraham Fabert, à charge par ce dernier d'y ériger et *bastir une maison sienne, pour l'embellition et décoration de la uille*. La parole fut tenue de part et d'autre. Les bâtiments construits par Fabert, distraits de leur service après 1792, ont entièrement disparu au commencement du siècle. Nous ne rappelons pas la liste des nombreux livres imprimés par A. Fabert. Par leur exécution typographique, Fabert se trouve occuper l'un des premiers rangs parmi les plus célèbres imprimeurs de l'Europe, ses contemporains. Ami sûr, il fut l'éditeur du plus grand nombre des écrits de l'archéologue et du poète latin J.-J. Boissard, natif de Besançon, qui s'était allié à une famille de Metz, sa seconde patrie, où il mourut (30 octobre 1602).

Ce fut sous le premier échevinat (1610-1613 inclus) d'A. Fabert qu'on arrêta définitivement la rédaction des *Coustumes générales de la ville de Metz et Pays-Messin*, à laquelle on travaillait depuis 1578. Cet ouvrage est de l'intérêt le plus élevé pour la province; on y a combiné avec succès les usages français avec les anciennes lois messines pour arriver, par ce rapport, à établir entre ces usages et lois une vraie et conciliable coutume. C'est le fameux livre qui a fait penser que le maréchal Abraham Fabert (auquel sa ville natale a élevé naguère une statue sur la place d'Armes, autant à cause certes de ses vertus que de ses qualités guerrières), le fils du loyal et illustre Abraham Fabert, à la mémoire duquel nous traçons ces courtes lignes, avant d'avoir embrassé la carrière des armes, avait été typographe. Profonde erreur! Son illustre père, lors de la publication des Coustumes générales, était maître-échevin: connaissant trop bien les obligations qui lui incombaient de chacun de ses devoirs, son noble caractère ne pouvait permettre que le même homme se montrât à la fois premier magistrat et imprimeur stipendié de la Cité. Sage et loyale réserve qui était due au temps où vivait A. Fabert, mais que l'opinion publique n'exigerait plus peut-être de nos jours! Le nom de son second fils, âgé de 13 ans à peine (étant né le 11 octobre 1599), fut placé sur le frontispice. Tel est le seul et véritable titre qui a valu à Fabert le jeune, devenu plus tard maréchal de France, d'être compté au nombre des typographes.

L'édition originale des *Coustumes générales rédigées en suite du Résultat de l'Estat, tenu le* 12 *novembre* 1602. *Et imprimées de l'ordre de Messieurs du Grand-Conseil à Metz par A.* FABERT *le jeune, l'an* 1613 (petit in-4° avec encadrement, 111 pages non compris 8 feuillets de préface, table, etc...), a des différences essentielles avec les autres éditions qui l'ont suivie. Ces changements ont puisé leur source même dans les variations qu'ont nécessairement engendrées la mutation des temps, la variété des mœurs et des usages qui se sont succédés aux diverses époques des éditions réimprimées. Une belle initiative de prudente liberté, ont proclamé des législateurs écrivains du temps, appartient au peuple messin dont tout l'esprit des institutions municipales de sa ville se révèle religieusement et fermement dans ce premier et sublime article de sa Coutume: *Toutes personnes sont franches, nulles de servile condition*. C'est encore à A. Fabert que revient la plus grande part de l'honneur d'avoir amené à bonne fin l'entière adoption de l'importante affaire relative à ces Coutumes. Il a été fait mention que pendant l'*extrême cours de cette entreprise*, Jean d'Abocourt, l'un des magistrats de la Cité, se trouva *le plus souvent empestré dans des difficultés inextricables*, et qu'il y eut encore plusieurs assemblées des Trois-Etats auxquelles dut assister M. de Selve, président de la Chambre royale. L'édition de 1613 est très-recherchée à cause de ce qui a été dit plus haut concernant A. Fabert le jeune. Nous possédons un manuscrit, sur papier ordinaire, écriture de l'époque, des *Coustumes générales* publiées en 1613. Comme les exemplaires imprimés, c'est un petit in-4° avec encadrement de 124 pages, y compris le titre, le recto du deuxième feuillet intitulé *du dernier Janvier Mil six cent Treize A Metz en lassemblée du Grand Conseil*, son verso laissé en blanc, la préface, etc. Ce manuscrit, du XVIIe siècle, est revêtu de nombreuses notes marginales et porte les traces de ratures fréquentes, le tout de la même main.

Après la mort d'A. Fabert le père, sa famille publia à ses frais, sous le nom de son chef, ce dernier comme en étant l'auteur, des *Remarques sur les Coustumes generales du duché de Lorraine, ès bailliages de Nancy, Vosges et Allemagne* (1657). In-folio, 539 pages et la table, sans pagination, des textes expliqués; frontispice gravé portant au bas: *Seb. Le Clerc f.*; au verso est la gravure d'Abraham Fabert, avec cette marque désignant son âge « *Æ* - 75, » au pied la devise « *Labor omnia vincit*, » au-dessous: *Le Clerc fecit*. L'opinion que ce travail n'est point d'Abraham Fabert, le maître-échevin, mais de Florentin Thiriat, cet avocat du territoire de Mirecourt, qui fut pendu pour avoir écrit un pamphlet satirique contre un prince de la maison de Lorraine, a prévalu. Nous nous rangeons à l'avis de D. Calmet en y ajoutant l'avis décent de M. Teissier. Cet honnête écrivain impute l'erreur qui a fait attribuer l'écrit en question à A. Fabert, à l'évènement qui amena la découverte du manuscrit de Thiriat parmi les papiers autographes de ce probe citoyen, et donna ainsi à croire que ces remarques étaient également le fruit de ses veilles.

Nous aurions d'autant moins de droit désormais de suspecter la bonne foi des héritiers de la réputation et des biens du loyal magistrat, du dévoué conseiller, que depuis mention faite par nous de l'alinéa ci-dessus, un de nos anciens maîtres, qui a bien voulu échanger contre notre vive gratitude la qualité de professeur pour le titre plus doux d'ami, a été assez indulgent pour nous communiquer une remarque de M. Dupré de Geneste faite par ce laborieux et érudit collecteur en marge d'un mémoire inachevé (lequel contient la liste par ordre chronologique des imprimeurs ayant exercé à Metz *depuis et à partir de Gaspard Hochfeder* jusque et y compris A. Fabert, avec d'assez longs détails bibliographiques sur les principaux ouvrages sortis des ateliers de ce typographe). Cette annotation du consciencieux numismate messin déclare que D. Jean François, le collaborateur de D. Nicolas Tabouillot, a vu à la bibliothèque de Saint-Arnould, dans un carton classé O, numéroté B, une lettre toute généreuse de l'avocat F. Thiriat, par laquelle celui-ci priait humblement A. Fabert le bienveillant, ainsi que l'appelle Thiriat, d'accueillir l'envoi de son travail *(les Remarques sur les Coustumes générales du duché de Lorraine, etc.)* pour qu'il veuille bien l'amender... qu'à ce sujet il le visitera bientôt... Nous regrettons que la date de cette missive ne se trouve point rapportée. L'opinion qui mérite le plus justement d'être accréditée, eut été fixée encore à meilleur droit.

Pour compléter la notice sur A. Fabert, nous ajouterons qu'on reporte à lui en la double qualité d'auteur et de typographe, ce livre peu commun : *Combat d'honneur concerte par les III elements sur l'heureuse entrée de Madame la Duchesse de la Valette en la ville de Metz* (Gabrielle-Angélique de Bourbon, fille d'Henri IV et de la marquise de Verneuil, sœur de l'évêque de Metz, Henri de Bourbon, marquis de Verneuil, mariée le 12 décembre 1622 à Bernard duc de la Valette, morte en couche à Metz, le 29 avril 1627), *ensemble la resiouyssance publicq. concertee par les habitans de la ville et du pays sur le mesme sujet.* In-folio, sans date, nom d'imprimeur, ni de ville. Frontispice gravé, portant le titre dans un cartouche ovale, le tout surmonté de l'écusson de France avec le signe de bâtardise; 150 pages, plus 8 pages d'épître dédicatoire au duc d'Espernon, père du duc de la Valette, et de préface. Vingt gravures outre le frontispice. On n'est pas certain si Jacques Callot, l'artiste célèbre de la ville de Nancy, a travaillé aux planches. Cet ouvrage est en tous points digne du *Voyage du Roy* sus relaté.

Claude Félix, primitivement établi à Vic, siége de la juridiction et chef-lieu du domaine temporel des Evêques de Metz, transféra son atelier dans notre ville vers 1628. En 1654 il y imprima un volume in-4° aujourd'hui très-rare : *La royale Thémis par Esprit Gobineau, sieur de Mont-Luisant*, écrivain sujet à critique. Deux années auparavant, Claude Félix avait été nommé *imprimeur-juré des Maître-Echevin et Conseil.* Le 14 octobre 1641, il reçut des lettres-patentes d'*imprimeur du Roi*, qualité jusqu'alors inconnue à Metz. Mais ce qui constitue surtout la vraie gloire de cet imprimeur intelligent, c'est d'avoir été la noble tige à laquelle remontent les deux familles *Antoine* et *Collignon*, connues avec avantage dans l'histoire générale de l'art de l'imprimerie. En effet, ce fut chez Claude Félix que *Jean Anthoine* ou *Antoine* apprit l'état d'imprimeur. Il devint son neveu par alliance en épousant Marguerite Berthier, fille de Jean Berthier qui lui-même exerçait l'imprimerie à Troyes en Champagne. Et quelques années plus tard, C. Félix ajoutait à cette alliance prospère dans sa famille, celle plus fortunée encore de sa propre fille avec Pierre Collignon, son élève et son ami.

Jean Antoine naquit à Metz le 1er septembre 1609. Il est la souche des typographes de ce nom comme Pierre Collignon est le chef des imprimeurs de cette dernière dénomination. Ces deux familles ont toujours exercé avec distinction leur art à Metz, la première jusqu'en 1824, la seconde jusqu'en 1847. Pendant le cours des carrières qu'ils ont fournies, les pères de ces deux brillantes maisons ont constamment rivalisé de soins et d'efforts pour assurer la stabilité de leur honorable profession chez leurs enfants. Jean Antoine le premier donna cet exemple. Il fut le maître et l'instituteur de plusieurs de ses fils. Il s'associa même de son vivant Nicolas, puis Brice.

Outre l'impression continuelle des actes des autorités qui faisait son occupation presque journalière, Jean Antoine a réussi à produire encore des ouvrages étendus et remarquables par leur exécution typographique. Nous citerons l'histoire quelque peu partiale des *Evêques de l'Eglise de Metz*, l'histoire plus véridique et plus heureuse de *la naissance, du progrès et de la décadence de l'hérésie* dans la ville de ce nom. Ces livres ont pour auteur le *R. P. Meurisse, évêque de Madaure et suffragant de l'évêché de Metz :* L'un in-folio renferme 690 pages, 6 gravures de monuments tumulaires (pages 8 à 16); l'autre petit in-4° a 574 pages non compris pour ces deux imprimés, les feuillets d'épître dédicatoire et de table des matières. Dans une deuxième édition du dernier ouvrage aussi publiée par Jean Antoine, même format, nombre égal de pages, il a été retranché un sonnet injurieux aux réformés. Parmi les écrits considérables de controverse publiés au XVIIe siècle où la dispute était si animée entre les docteurs catholiques et les ministres réformés, nous mentionnerons seulement comme étant sortie de la presse de Jean Antoine la fameuse *Réfutation du catéchisme de Paul Ferry, ministre protestant, par J. B. Bossuet, chanoine et grand archidiacre en l'Eglise cathédrale de Metz (le futur aigle de Meaux).* 1655, in-4°, 240 pages majeures.

Jean Antoine céda son imprimerie à son fils Brice en 1691, qu'il eut le bonheur de voir prospérer, n'étant mort que six ans plus tard. Le dernier domicile de Jean Antoine était sous les arcades de la place d'Armes, au signe de la Croix, proche le palais royal. Auparavant il avait demeuré sous le Tillot, à la place de Chambre.

Nous suivons l'ordre chronologique, ayant égard aux faits, non aux maisons. Pierre Collignon, le respectable père des typographes de ce nom, fut le successeur immédiat de son beau-père et eut la qualité d'imprimeur de l'hôtel-de-ville (1646). Au nombre des livres qu'il a imprimés, on doit signaler le *Siége de Metz par Charles V, en l'an M. D. LII, par B. de Salignac* (grand-oncle de Fénélon). *Metz, chez P. Collignon, demeurant en Fourni-rüe. M. DC. LXV.* In-4°, 147 pages, plus 4 feuillets pour l'épître de l'imprimeur aux magistrats de Metz et celle de l'auteur au Roi : celle-ci a la date du 15 mai 1553. La première édition de cet ouvrage curieux porte le millésime 1553. Elle s'épuisa rapidement; P. Collignon en publia une seconde dans laquelle il donna un plan de Metz et des environs par S. Le Clerc, graveur messin, l'un des artistes qui aient fait le plus grand honneur à l'École française et excellé le mieux en tout. Ce plan à la vérité est médiocre, Le Clerc s'essayait alors, il n'avait pas encore préludé à ses immortelles pièces. Quant au récit de Salignac, qu'il suffise de dire que c'est un document historique des plus précieux.

En 1692, Pierre Collignon s'était associé son fils Jean qui continua l'établissement paternel jusqu'en 1725.

Les familles Antoine et Collignon se partageaient les titres d'honneur et de confiance d'imprimeur du Roi, d'imprimeur de l'hôtel-de-ville, d'imprimeur du Parlement établi à Metz par édit du 15 janvier 1655. Les presses jouissaient au XVIIe siècle d'une assez grande activité. Aux noms en réputation des Antoine et des Collignon était venu se joindre celui de *Claude Bouchard* dont la descendance a fourni des imprimeurs et des libraires connus dans toute la province. C'est chez Claude Bouchard que parurent les premières gravures du jeune Sébastien Le Clerc, *l'intime* de cette famille dont les membres ont publié plusieurs volumes, principalement des heures, ornés des ouvrages de S. Le Clerc. *François Bouchard, fils de Claude*, publia la première réimpression de l'édition de 1613, des *Coutumes générales de la ville de Metz et du Pays-Messin* (1667, in-12). Dans cette deuxième édition on remarque les corrections et additions arrêtées dans l'assemblée des Etats de la ville. Après le décès de François Bouchard, sa veuve conserva l'établissement de son mari. Elle demeurait rue de la Vieille-Tappe, en face de la Croix de fer, à la Bible d'or. Sa plus importante publication a été la *Chronique de la noble ville et cité de Metz par Jean Châtelain de la porte Saint-Thiébault.* Ce livre n'a jamais été réimprimé à part. D. Calmet l'a reproduit en grande partie dans son histoire de Lorraine. La veuve Bouchard dirigea l'imprimerie depuis 1696 jusque vers 1700.

Brice Antoine, associé de son père avec le titre d'imprimeur du Parlement (arrêt du 4 juillet 1681), mais sous la condition expresse de ne rien publier sans le consentement de son chef de famille, fut imprimeur du Roi en 1686, du bailliage en 1691, et de l'évêque l'année suivante. On connaît un grand nombre d'ouvrages sortis de ses presses. Il fit la réimpression totale des livres de liturgie du diocèse, ayant obtenu un privilége de vingt ans pour la publication exclusive des œuvres de religion et de tous les actes émanés de l'Evêque et de son Clergé. Les ouvrages de droit par les soins actifs et intelligents de Brice Antoine, subirent eux-mêmes une réformation typographique aussi complète que les livres religieux. Outre la quantité de travaux de jurisprudence et de liturgie que cet imprimeur a mis au jour, on lui doit des livres intéressants de divers autres genres. Il a aussi essayé en 1699, un Journal hebdomadaire, sous le titre de Gazette. Mais cette publication est peu importante, hormis quelques cérémonies ecclésiastiques, articles concernant les campagnes de Louis XIV sur la Moselle et annonces d'ouvrages sur la religion et l'histoire. Brice Antoine a imprimé pour la famille des Ancillon, si honorablement connue dans les annales de l'époque. Ce praticien consommé avait son atelier sous les arcades de la place d'Armes, au signe de la Croix.

Après que le nombre des imprimeurs à Metz eut été fixé à deux seulement par ordonnance royale, Jean Collignon fils de Pierre, s'irrita contre son parent Brice Antoine. Ce premier indice de rivalité donna lieu plus tard à quelques rechûtes entre les familles d'abord étroitement unies. On concevrait difficilement (par malheur, l'espèce humaine est constituée de la sorte !) qu'entre deux maisons dont les membres suivaient la même carrière dans une même résidence, du choc de quelque circonstance il ne soit pas jailli une étincelle de jalousie. Un procès fut intenté contre Brice Antoine par Jean Collignon qui prétendait que Brice n'était *pas congru en langue latine et qu'il ne savait pas lire le grec.* Cette cause parut *égayer gens de robe et de justice. Mais le procès a été de tout temps fortement blâmé.* Si Brice n'a pas été un érudit, il fut du moins homme probe et de jugement, excellent époux et sage père de famille. A l'exemple de Jean Antoine, il s'était associé l'un de ses fils, François. Le 21 mai 1725, il fut frappé d'apoplexie. En voulant lui porter aide, on lui fit avaler par une singulière imprudence que la précipitation du secours explique, de l'eau forte pour de l'eau vertueuse des Carmes, ce qui l'acheva cruellement.

Nous mentionnerons aussi à cause des faits, Jean Antoine le jeune, fils de Nicolas Antoine, lui-même fils et associé avant son frère Brice de Jean Antoine, la souche des typographes du nom, le même Nicolas qui après avoir quitté la ville et l'établissement typographique qu'il dirigeait en son nom personnel, y revint bientôt, fonda une nouvelle imprimerie qui ne paraît pas avoir prospéré et qui deux ans après son retour (1691), passa entre les mains de Jean Antoine le jeune. Ce dernier eut également peu de réussite. Lorsque l'arrêt du conseil d'Etat du mois de juillet 1704 qui réduisait à deux les imprimeurs dans la ville de Metz, eut été promulgué, on eut égard à la position gênée de Jean et surtout on prit en considération le souvenir de son aïeul. On lui laissa donc la survivance de sa petite imprimerie, mais sans lui accorder le titre d'imprimeur. C'est pourquoi dans les actes, on lui attribue la qualité de surnuméraire. Son établissement cessa d'exister avec lui.

A la mort de Brice Antoine, sa seconde épouse et sa veuve Magdaleine Grandjean prit la direction de l'établissement de son mari, en vertu du privilége des veuves. Sous son habile administration, l'activité donnée par Brice à ses presses ne se ralentit aucunement. Elle est constatée par la multitude d'ouvrages que cette veuve imprima. Toutefois elle ne put au préjudice de son fils François Antoine, s'attribuer le titre d'imprimeur du Roi. Elle a réimprimé les *Coutumes générales de la ville de Metz et Pays-Messin* avec les corrections, leurs procès-verbaux, commentaire, etc... Elle a donné elle-même deux éditions : l'une in-4°, 1730, l'autre in-8°, 1732. La veuve Antoine continua de publier la Gazette hebdomadaire qu'imprimait son mari, dans le même format, le même esprit et la même rédaction. Le premier numéro qui parut sous le nom de veuve Brice Antoine a la date du 14 mai 1725.

En 1740, Dominique Antoine, fils de Brice et de Magdaleine Grandjean, devint l'associé de sa mère. La Gazette hebdomadaire commencée par son père et continuée par la veuve de celui-ci porte ensemble le nom de veuve Brice Antoine et celui de Dominique Antoine à partir du 30 août 1740 au 28 mars 1742, époque à laquelle mourut l'intelligente et active veuve du vertueux imprimeur Brice. Dominique ne succéda point à sa mère comme typographe. Il acquit seulement la librairie. Après le décès de la veuve Brice, la continuation de la Gazette ainsi que de quelques autres ouvrages fut poursuivie dans les ateliers dépendant de l'ancien établissement de Brice Antoine. On rencontre de ces imprimés d'alors revêtus du nom de la veuve Brice Antoine.

La vente du fonds de librairie du bel établissement qu'avait laissé Magdeleine Grandjean, *femme simple et forte* disent les mémoires, dura trois mois. Le fils de Jean Collignon, Pierre, avait obtenu la survivance de son père en 1719, mais il mourut jeune. Après sa mort, sa veuve, demoiselle Marchant, garda l'imprimerie avec sa bru. L'exercice dura de 1725 à 1742, année où Joseph Collignon, leur petit-fils et fils ayant été en âge de diriger lui-même les travaux, obtint sa réception. Parmi les ouvrages habiles que les dames Collignon produisirent, marque le *Journal de ce qui s'est fait pour la réception du Roy (Louis XV le bien-aymé) à Metz le 4 aoust 1744.* In-folio 83 pages, 8 pl. in-plano. M. DCC. XLIV. Les livres portent le nom seul de la veuve de Pierre Collignon, imprimeur de l'hôtel-de-ville et du collège, place Saint-Jacques, à la Bible d'or.

François Antoine, fils de Brice et de Magdeleine Collignon, était imprimeur du Roi à la date de février 1725. Sa belle-mère, Magdeleine Grandjean, la veuve de Brice Antoine, qui avait pris à son compte l'administration de l'imprimerie de feu son mari, en mai 1725, voulut s'attribuer la qualité d'imprimeur du Roi dont Brice s'était démis le 5 mai 1725 en faveur de son fils François, et dans laquelle ce dernier avait été confirmé le 8 février 1725. François Antoine déposa sa plainte. Un arrêt du Parlement débouta la veuve de Brice de sa prétention... François est aussi honorablement connu à cause de la contestation qu'il eut en 1753 avec l'autorité municipale, à raison de ce même office d'imprimeur du Roi. François, comme légalement pourvu de ce titre, réclamait la jouissance de plusieurs franchises et privilèges attachés à *ladite fonction.* Le Maître-Echevin, qui était en même temps Lieutenant du Roi, et non messin, n'entendit point raison. Sur le refus d'obtempérer à ses ordres injustes, il fit jeter François Antoine en prison (12 juillet 1753). L'*imprimeur du Roi* résolut de tenir bon, à cause des prérogatives de cette noble profession. Il décrivit ce sujet à l'Intendant des Trois-Evêchés alors à Paris. François Antoine fut écouté. Une ordonnance qui fait bien juger quel était en ce temps l'état de l'administration, prescrivit la mise en liberté immédiate de l'imprimeur du Roi, et condamna envers lui le Maître-Echevin à trois cents livres de dommages-intérêts. L'ordre royal devait être imprimé par Antoine; malgré sa sollicitation, il ne put se défendre de le publier.

François Antoine a été le plus occupé des typographes de son époque. Il a mis au jour, parmi d'autres ouvrages, le *Mémoire connu de M. Lançon, maître-échevin, sur l'état de la ville de Metz et les droits des Evêques, avant le retour des Trois-Evêchés sous la domination des Rois de France.* 1757, in-folio, 14 pages. Ce livre n'a pas de frontispice. C'est la réfutation la plus logique et la mieux précisée contre l'affectation plusieurs fois renouvelée de la prétendue souveraineté temporelle des Evêques de Metz dans cette ville et le Pays-Messin. Le mémoire de M. Lançon était dirigé alors contre Monseigneur de Saint-Simon, évêque de Metz, qui avait pris à tort le titre de Prince de Metz. *Par ce chef-d'œuvre de politesse et d'énergie à la fois, les droits du prélat étaient certes respectés, mais aussi l'autorité de la Cité était sauvegardée et restait en son honneur.*

Le 31 mars 1739, un nouvel arrêt restrictif fut rendu concernant le nombre légal des imprimeurs messins. Il fut définitivement arrêté à deux. En dépit de cette ordonnance, mais en vue des besoins (plus restreints cependant que dans les premières années du siècle), il fut impossible tout d'abord d'appliquer la loi dans toute sa rigueur. Ce ne fut qu'environ six années plus tard qu'on parvint à cette réduction, à peu près encore. Car on fut constamment contraint çà et là de demeurer à cet égard dans un certain esprit de tolérance, et devint-il même nécessaire qu'une langueur qui depuis longtemps n'était point apparue au sein des presses messines, prît naissance de la faible émulation qui existait parmi les hommes de lettre et les écrivains d'alors, ailleurs occupés.

L'imprimeur *Joseph Antoine*, comme son aïeul Jean et son père Brice, parcourut une longue et toujours belle carrière. Il mérita l'estime universelle. Il avait été d'abord libraire-relieur, puis était rendu à Paris pour se perfectionner dans la pratique de son art, en attendant qu'il pût postuler sa réception en qualité de typographe dans sa ville natale (Metz devait avoir seulement deux imprimeurs; néanmoins on y trouvait ce nombre et au delà: quatre véritables ateliers typographiques y existaient à part). Son frère Antoine étant mort célibataire, il reprit son établissement.

Typographe très-distingué, praticien consommé, homme d'instruction, Joseph Antoine a imprimé *Le Projet,* fort détaillé, maintenant rarissime, *d'une Histoire générale de la ville de Metz, par les religieux D. Jean*

François et D. Nicolas Tabouillot. In-4°, 14 pages, 1760. Outre des livres nombreux relatifs à ses fonctions de maître-imprimeur et à ses titres d'imprimeur du Roi, de l'hôtel-de-ville et du parlement, il a publié encore plusieurs volumes de religion et de médecine. C'est chez lui que pour la première fois on commença à faire paraître à Metz les militaires un peu complets. Joseph Antoine avait été chargé de l'impression des *Affiches des Trois-Evêchés,* feuille hebdomadaire. Il publia depuis le numéro 1, daté du 30 septembre 1769, jusqu'au n° 26.

Comme les prétendus Réformés, les Israélites, pendant de longues années, avaient été obligés de se pourvoir au dehors des livres nécessaires à l'exercice de leur culte et de leur éducation. Un des coreligionnaires de ce dernier peuple à Metz, forma le dessein de fonder dans sa ville une imprimerie hébraïque. *Moyse May* fit d'habiles préparatifs à ces effets. Sachant qu'il lui était tout à fait impossible d'obtenir l'autorisation de fonder une imprimerie hébraïque, mais sûr de la bienveillance des Magistrats et des Officiers du Roi, il se rendit en Allemagne, acheta les caractères nécessaires à son entreprise à Francfort, et ramena avec lui un prote habile sur lequel il put se reposer pour le travail matériel. Peu de mois après son retour, paraissaient à Metz, sous le nom de Joseph Antoine, les premiers livres hébreux qui aient été imprimés en cette ville. La composition avait eu lieu dans le quartier des Juifs, au domicile de May; mais le tirage s'était fait chez l'imprimeur breveté, si May souscrivait toujours à ce régime. C'était servir l'intérêt de la Cité et celui du Roi en même temps qu'être utile à une partie des habitants. La religion, quelle qu'elle soit, n'est-elle point toujours la gardienne des mœurs?

Joseph Collignon remplaça son aïeul et sa mère le 24 septembre 1742, jour de sa nomination. Il a imprimé de 1742 à 1772. C'est chez Joseph *Collignon, à la Bible d'or, que commença en 1758 la collection des Almanachs de Metz, sous le titre: Journal ou Calendrier.* Format in-12. Elle a été interrompue en 1772-1773-1774-1775 (en 1776, Jean-Baptiste Collignon imprima une dernière édition in-12, 252 pages. En 1858 seulement le journal a reparu, mais in-18). Les *Antiquités de Metz par D. Joseph Cajot* (in-8°, 1760, 518 pages), sortent des presses de Joseph Collignon. Jean-Baptiste Collignon succéda à son cousin germain Joseph (1772).

Un arrêt du 12 mai 1759, avait confirmé les dispositions antérieures relatives à la typographie. Ainsi Metz avait continué à n'avoir que deux imprimeurs.

Jean-Baptiste Collignon, comme ses estimables prédécesseurs du nom, a eu également une vie toujours probe. Généreuse victime de la fureur révolutionnaire pour sa fidélité à de sages et de religieux principes, il périt sur l'échafaud qui ensanglantait alors la France entière (1794)... Ce fut sous son nom qu'après la retraite de Joseph Antoine, se continua la publication des livres hébreux. La tâche de Moyse May, plus zélé peut-être qu'ambitieux, avait été poursuivie plus prudemment par Gauchaux Spire, son gendre (1775). Ce dernier avait lui-même légué ses efforts assez heureux à son fils Abraham (1789), qui fut sans doute mieux arrivé à un plus grand résultat, si les troubles politiques n'étaient survenus... L'imprimerie hébraïque ne devait se consolider que plus tard dans notre ville.

Jean-Baptiste Collignon avait conservé à ses enfants la qualité d'imprimeur de l'évêché, attribution qui est restée dans sa famille jusqu'en 1847, époque à laquelle M. Augustin Collignon a cédé l'établissement d'imprimerie de Collignon, qui existait à Metz depuis deux siècles. Jean-Baptiste Collignon a contribué à l'impression de plusieurs manuels militaires tels que : *Aide-manœuvre, Usage de l'artillerie,* etc... Le *Vocabulaire austrasien* par D. Jean François, les 2° et 3° volumes de l'*Histoire générale de Metz par les Religieux bénédictins de la Congrégation de Saint-Vanne* (1775, in-4°, tome I, 703 pages; — même matière, tome III, 568 pages, lxvi de table et 352 de preuves), sont sortis des presses de Jean-Baptiste Collignon.

L'imprimerie de Joseph-Antoine, passée à sa veuve et à son fils Charles-Marie-Brice Antoine, sous la raison sociale veuve Antoine et fils, en 1785, continua de mettre au jour d'abord des productions estimées (le *Recueil des édits, déclarations,* etc., de M. Emmery, quant aux tomes III, IV et V, ont été imprimés en 1786, 1787, 1788, chez la veuve Antoine et fils. Les deux premiers volumes de cet important ouvrage avaient été précédemment publiés à Nancy chez Claude-Sigisbert Lamort; déjà imprimeur du I°er volume de l'*Histoire générale de Metz,* 1769). Mais, bientôt le grand nombre des actes et des diverses autorités publiques qui survinrent à chaque phase de la république, et dont l'impression de tous était confiée à la maison veuve Antoine et fils, exigèrent impérieusement l'activité la plus entière de ses presses. En 1792, Charles-Marie-Brice Antoine reprit à son compte personnel cet établissement. Mais Antoine fils, bientôt dominé par les sentiments patriotiques de l'époque, quitta la casse pour l'épée... Ce ne fut qu'après plusieurs années passées au service militaire qu'il revint dans ses foyers. Sa mère géra avec lui quelque temps encore l'imprimerie bi-séculaire des Antoine. Dans 1824, le dernier de la famille la céda à son neveu par alliance. Charles-Marie-Brice Antoine a publié pendant le cours du siècle contemporain (le petits-bons ouvrages. Le nom pur d'Antoine a donc disparu à Metz de la carrière typographique avec Charles-Marie-Brice Antoine.

Malgré la reddition de l'arrêt du conseil, du 22 juillet 1704, portant entr'autres choses déterminées, que le nombre des imprimeurs messins était réduit à deux, première législation qui elle-même avait été confirmée par l'arrêt du 31 mars 1759, les besoins d'une ville, siége d'un évêché, d'une intendance, comptant dix-sept subdélégations, d'un gouvernement militaire, d'un parlement, d'une population de plus de 55 000 âmes, enfin séjour de plusieurs gens de sciences et de lettres, avaient souvent amené, soit par insuffisance, soit le puissant levier de la recommandation, les autorités compétentes à maintenir, outre la fixation résolue, une ou deux imprimeries anciennes sous la dénomination de surnuméraires, pendant l'existence des titulaires, ou à accorder à des veuves le privilége aussi viager qui résultait d'ailleurs au profit de celles-ci de la loi même, ou bien encore à concéder des autorisations particulières. C'est ainsi qu'outre les deux établissements typographiques des Antoine et des Collignon, survivaient plusieurs autres véritables imprimeries, moins considérables en vérité. Au reste, le défaut trop absolu de concurrence rendait à Metz les prix d'impression fort élevés. Cette surélévation devint jusque telle, que les membres de l'Académie de Metz et cette société savante, parmi d'autres, durent recourir plusieurs fois aux presses étrangères. Ces considérations firent solliciter une troisième imprimerie. M. de Pont, intendant des Trois-Evêchés, usa de tout son crédit pour appuyer la demande présentée. L'autorisation fut donnée au jeune Claude Lamort, nancéen, fils de ce Claude-Sigisbert Lamort, qui avait imprimé le premier volume de l'*Histoire de Metz* des Bénédictins, et les premiers volumes du *Recueil des édits* de M. Emmery, et élève de François-Ambroise Didot, d'établir une imprimerie à Metz (1785). Beaucoup d'ouvrages importants sont sortis des presses de ce typographe aussi laborieux qu'instruit. Son établissement a joui d'une prospérité constante pendant 45 ans. Le premier imprimeur à Metz, il a fait usage des rouleaux qui distribuent l'encre plus également que les balles et la presse dite à la Stanhope. Le nom ou plutôt le sobriquet de Lamort remonte à l'aïeul de Claude (auparavant le nom de cette famille estimable de l'histoire de la typographie lorraine, était Thomassin). Claude Lamort a imprimé les ouvrages de M. le baron de Bock. Ce qui est surtout à sa gloire, c'est la publication qu'il fit à frais communs avec les Echevins de la ville, des V° (1787) et VI° (1790) volumes contenant la suite des *Preuves de l'Histoire générale de Metz* (le IV° volume avait été imprimé chez Hœner, à Nancy, 1781). *Les annales précieuses du notaire Baltus*, déjà cité, ouvrage de trop peu de poids pour les esprits superficiels ou exclusifs seuls, sont sorties des presses de Claude Lamort. Quels regrets sincères n'éprouvet-on pas aujourd'hui de ne point connaître de continuateurs de ces importants recueils, histoire et annales, restés imparfaits !..

Durant les années de la révolution, les progrès des sciences, des lettres et des arts s'arrêtèrent. Les étrangers coalisés appelaient la nation à toutes les frontières pour s'opposer à leur envahissement. L'état de la typographie, comme industrie, était délaissé. Le patriote effaçait l'industriel et l'écrivain. Toutefois, Metz, par suite des événements politiques mêmes, fut encore honorée par les lettres et par les arts. Elle vit grandir ses titres scientifiques et littéraires, tandis que ses communautés industrielles se maintenaient aussi florissantes que les circonstances pouvaient permettre. Le peuple s'éclairait alors ; l'usage de plus généreuses coutumes s'importait jusqu'au sein des campagnes. Les juifs eux-mêmes commençaient à étudier. Mais il manquait, pour compléter ces efforts déjà habilement dirigés, une intervention plus efficace ; l'éducation civile ne s'était pas encore unie aux institutions religieuses. Le XIX° siècle a enfin réalisé ce vœu digne de la plus belle époque des temps modernes. Au milieu des quelques faux préjugés du fameux respect humain, du funeste égoïsme, jusqu'aux cœurs les plus sceptiques et les plus sujets à l'erreur ou à la passion, n'y a-t-il pas toujours quelque indice qui laisse encore apercevoir une lueur d'espérance. Il ne faut par conséquent pas trop mal juger les événements humains, même les traits qui paraissent entachés de barbarie. Travaillons uniquement dans les règles de l'esprit de civilisation, et nous parviendrons sensiblement à une perfection plus désirable...... Au temps de 1793, pendant cette terrible représaille d'un peuple égaré et fasciné par quelques misérables, quelle industrie, quel art n'a pas fourni ses héros, ses hommes de vertus ! N'a-t-on pas vu aussi des traits de dévouement magnanime qui protestaient au nom de l'humanité et sous l'heureuse influence de la Religion, contre les horreurs infâmes et les tableaux criminels et sacriléges qui désolaient notre belle patrie !!.. La typographie a produit son noble contingent de fils probes et généreux. Elle a été bien légitimement représentée... C'est jusque sous la hache révolutionnaire que dans notre ville elle a payé son tribut. Jean-Baptiste Collignon se laisse frapper par le glaive de la Terreur plutôt que de mentir aux principes d'honneur et de piété qu'il a reçus de sa vertueuse mère. Il meurt, léguant pour précieux héritage à sa famille : une bonne réputation que ses adversaires ont avoué eux-mêmes... C'est que la typographie connaît le véritable secret de former de dignes élèves... A ceux déjà remarquables ci-dessus rappelés, nous nous faisons

un devoir d'ajouter le nom d'un honnête ouvrier de l'imprimerie Collignon (nous avons fait, dans le cours de cette notice, la part de l'ouvrier fidèle, intelligent, tout aussi bien que du maître juste et habile), Louis Verronnais, qui grâce à des dispositions extraordinaires pour la mécanique, avait d'abord acquis une renommée brillante dans cet art, et qui profitant en 1793 de la liberté accordée à l'exercice de toutes les professions, réussit à fonder à Metz un établissement typographique dont son fils, l'un de nos estimables et des plus zélés citoyens pour la publication des ouvrages relatifs à l'histoire et aux intérêts du pays, est encore aujourd'hui en possession.

A notre époque, notre ville possède des écoles dirigées par des hommes de savoir et de vertus, des magistrats éclairés, une Académie qui, sous cette simple épigraphe l'*Utile*, donne à ses travaux la plus honorable direction, et dont une juste émulation gouverne les membres, une Société littéraire et artistique, de fondation récente, qui sous le vocable modeste, mais sympathique pour tous, d'*Union des Arts*, fait appel sans distinction, à toutes les personnes qui pratiquent les sciences et les lettres, ainsi qu'à tous les amateurs ou professeurs de peinture, de musique, etc..., des gens instruits et d'honorables fonctionnaires, qui à l'étude délicate et souvent exigeante de leur profession, aiment à mêler la culture des lettres, des hommes qui se livrent aux recherches historiques et littéraires, et certes encore d'autres foyers de lumières qui placent l'antique capitale des Médiomatriciens au niveau des plus recommandables cités, quoique dise Turgot, qui, écho d'Agrippa, prétend que les lettres ni le travail n'ont jamais beaucoup fleuri à Metz, et malgré Voltaire qui, répétant avec malignité la malédiction du même Agrippa, écrit qu'en traversant Metz, il y a vu beaucoup de pâtissiers et de confiseurs, et un seul libraire... Il suffit de considérer avec quelque attention le mouvement littéraire à Metz aux derniers siècles, et la biographie des hommes célèbres et surtout consciencieux que cette ville a produits, pour se convaincre de la légèreté de pareilles assertions....

Metz fait beaucoup ; cependant ce que l'œuvre littéraire embrasse est immense. C'est pour cette raison que chacun doit fournir sa part dans la juste mesure de ses forces et aussi de ses ressources. Qui ne se plaît d'ailleurs, à côté du travail imposé à chacun des humains, à reposer son intelligence sur une étude plus aimée parce là même qu'elle est plus libre, c'est-à-dire volontaire ? Quels plus doux loisirs que ceux que procure l'exercice des sciences et des lettres ?..

La tâche que nous avions acceptée est terminée... Nous l'avons accomplie avec humilité. Heureux si cette nouvelle fois, il nous a été donné d'être de quelque utilité.

Nous avons aimé à nous tracer ce court résumé d'un art aussi utile et aussi honorable que la typographie et qui eut de si heureuses intelligences pour l'interpréter dans notre ville. Assurément ce sont dans les professions de nobles enfants ceux qui, n'ayant pas comme leur père, un établissement à créer, consacrent chaque jour leurs soins et leur activité à augmenter le crédit à eux légué et à perfectionner les produits de leur industrie. Une ville, en véritable mère, reconnaît bien, à cette conduite de dignes fils. Aussi leur en témoigne-t-elle sa gratitude. La cité entière sait accorder à chacun selon son genre de mérite.

Maintenant Metz possède des imprimeries habiles de tous les genres : imprimerie religieuse, imprimerie hébraïque, imprimerie militaire, imprimerie littéraire, scientifique, etc., où l'on s'occupe de toutes les impressions quelconques, où s'impriment des journaux bien écrits et surtout bien pensants (ce n'est pas supposition que cette pensée quant au fond intime du fait), féconds en faits curieux, qui aimeraient peut-être à donner à leurs lecteurs plus de morceaux littéraires choisis, si la politique (la question trop exclusivement partout à l'ordre du jour) ne prétendait envahir jusqu'aux presque dernières colonnes, et dont plus d'un homme, modeste autant que savant de notre époque, à l'exemple des François de Neufchâteau, des Andrieux, des Pons de Verdun au dernier siècle, vis-à-vis des hommages des rédacteurs des affiches des Trois-Evêchés, de 1780 et 1781, n'a pas dédaigné les éloges ou la saine critique.

A une plume plus exercée et moins incapable, qui aura droit de reprendre notre brève monographie, il appartient de faire les annales de la typographie actuelle dans notre bonne cité et de constater ses progrès.

Que les gens amis de l'étude et les amateurs n'oublient pas que cette belle industrie est toujours l'image fidèle du crédit dont jouissent les sciences et les lettres, qu'ils lui doivent aide et soutien.

Honneur à ces typographes messins qu'il nous a été si doux de rappeler à la mémoire de leurs compatriotes, car ils ont fait honneur au pays qui les a vu naître et à l'art qu'ils ont exercé !.

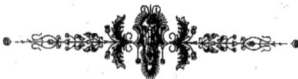

F. M. CHABERT.

NOTES HISTORIQUES SUR METZ.

Lundi des Rogations. — On se rappelle encore la bizarre figure représentant un dragon ailé qui, sous le nom de *Graully*, se promenait solennellement aux processions des Rogations. Elle était portée par le maire de Woippy, à qui chaque boulanger ou pâtissier devant la boutique de qui l'on passait, devait le tribut d'un petit pain ou d'un gâteau qu'il fichait dans un dard sortant de la gueule du monstre.

Cet usage remonte aux temps les plus éloignés, et s'est conservé jusqu'en 1786. On a épuisé toutes les conjectures sur son origine ; les uns ont voulu y voir un reste des cérémonies du paganisme, d'autres ont cru y trouver l'emblème de la destruction du culte des faux-dieux. Ces explications, qui paraissent naturelles, n'ont pas satisfait nos légendaires par cela même peut-être qu'elles ne répugnent pas à la raison. Ils ont préféré donner au *Graully* une origine merveilleuse, et voici comment ils la racontent :

» Saint Clément étant venu à Metz par ordre de saint Pierre pour y prêcher le christianisme, trouva cette ville désolée par une infinité de serpents ailés, dont le souffle empoisonné infectait tellement l'air, que l'on n'osait plus s'en approcher. Ils avaient leur retraite dans les ruines de l'ancien amphithéâtre, sur les bords de la Seille, près du lieu même que le saint missionnaire avait choisi pour y établir son oratoire. Clément offrit au peuple de le délivrer de ce fléau, mais sous la condition qu'il abandonnerait le culte des faux-dieux. Cette proposition fut acceptée avec empressement, et le saint s'approcha pour combattre les monstres ; ils sortirent en foule pour le dévorer, mais les ayant arrêtés par un signe de croix, il saisit le plus gros d'entre eux, le lia avec son étole, le conduisit au bord de la rivière et lui ordonna de la passer au plutôt, et de se retirer avec ses compagnons dans un lieu désert, en lui défendant de nuire dorénavant aux hommes ou aux animaux. Il obéit, et les autres le suivirent. Après un tel prodige, les Messins se hâtèrent de se convertir, et ils instituèrent, en mémoire de cet évènement, la procession du *Graully*. »

Leduchat (notes sur Rabelais) pense que le nom de *Graully* peut venir ou de l'allemand *greulich*, affreux, effroyable, ou par corruption du mot *gargouille*, usité dans quelques autres lieux pour désigner des figures de même genre.

On a aussi porté pendant longtemps, à la procession des Rogations, la bannière et la cotte d'armes de Bouchard d'Avesnes, évêque de Metz, et l'un des plus vaillants guerriers de son siècle.

23 Juin. — COUTUMES : FEU DE JOIE, BRULEMENT DES CHATS, à Metz.

Cette double cérémonie est très-ancienne et elle est à ce qu'on pense un reste des fêtes solstitiales que le paganisme célébrait en l'honneur du soleil. Sainte-Foix avoue qu'il ignore l'origine de la barbare coutume de brûler des chats la veille de la saint Jean, coutume qui subsistait même à Paris, et qui n'y a été abolie qu'au commencement du règne de Louis XIV. Dans nombre d'autres villes, le maire et les échevins venaient en grande pompe mettre le feu à une pyramide de fagots, en haut de laquelle une douzaine de chats étaient enfermés dans un panier. Cela se faisait à Metz sur la place de la Comédie, autrefois nommée place du Grand-Saulcy. La garnison y assistait et faisait des décharges autour de la pyramide. La maréchale d'Armentière, au milieu du dernier siècle, a obtenu amnistie perpétuelle pour les chats. » Si quelque homme d'esprit, disent les auteurs » de l'histoire de Metz, avait à faire l'histoire des sottises humaines » (et ce serait une longue histoire), il n'oublierait certainement ni les » feux publics ni les chats brûlés à Metz. Est-il possible que des céré-» monies si bizarres soient venues jusqu'à nous, que la police les tolère » et que des hommes en place y assistent en corps, et cela avec un air » de gravité. »

ROUE DE BASSE-KONTZ, arrondissement de Thionville.

Cette autre coutume est aussi bizarre et d'une origine aussi obscure. La veille de la saint Jean, les garçons et les hommes de Basse-Kontz se rendaient en face du bourg de Sierck, sur la Stromberg, montagne assez élevée et très-escarpée au sommet ; ils y entouraient de paille sèche une roue de voiture, et à un signal qui très-anciennement était donné par trois coups de canon tirés du château de Sierck, on mettait le feu à cette roue, qui, au même instant, était mise en mouvement par deux hommes au moyen d'un levier placé en guise d'essieu. Les conducteurs se dirigeaient alors avec toute la vitesse dont ils étaient capables, vers la Moselle, et la tradition rapporte que s'ils parvenaient à conduire jusqu'à cette rivière la roue encore enflammée, ils avaient droit à un prix d'un foudre de 24 hottes de vin. Pendant la course de la roue, les spectateurs tenaient chacun une torche de paille allumée qu'ils brandissaient en chantant.

On pense que cette scène champêtre a pris naissance dans le temps où les Ducs de Lorraine tenaient leur cour au château de Sierck, et qu'elle était destinée à les amuser. Les femmes et les filles de Basse-Kontz en étaient exclues, et chaque ménage, pour portion contributive, fournissait une botte de paille.

5 Août. — Fête de l'Invention du corps de saint Etienne, patron de Metz.

La célébration de cette fête offrait autrefois dans la cathédrale de Metz une cérémonie remarquable et particulière à cette église. Depuis les matines jusqu'à la fin de la grande messe, on plaçait dans le chœur des figures de lions et de loups en airain, devant lesquelles on mettait des charbons allumés. On croit que cette pratique a été établie pour rappeler que le corps de saint Etienne fut jeté aux animaux pendant un jour et une nuit sans avoir été touché. D'autres veulent y voir un emblème des dangers dont la protection de saint Etienne a préservé Metz, menacée par les Vandales.

9 Juin 68. — Mort de Néron. Ce fut sous son règne que Lucius Vetus, qui commandait dans la Germanie, projeta de tirer, de la Moselle à la Saône, un canal au moyen duquel les bâtiments de transport montant de la mer Méditerranée par le Rhône et la Saône, seraient venus de la Moselle dans le Rhin et jusque l'Océan. Elius Gracilis, lieutenant de Néron dans la Gaule-Belgique, détourna Vetus de cette utile entreprise, en disant qu'il pourrait faire soupçonner à l'Empereur qu'il voulait captiver l'esprit des peuples par ce service. Vetus n'aperçut pas que l'envie dictait ce conseil ; il y céda, et son projet fut abandonné ; mais Tacite l'a immortalisé dans ses annales.

25 Novembre 71. — Mort de saint Clément, premier évêque de Metz et disciple de saint Pierre ; il enseigna à Metz les vérités de l'Evangile, et y mourut paisible après 25 ans et 3 mois d'efforts et de succès. De nombreux miracles prouvèrent sa mission et la sainteté de sa vie ; ces travaux furent tolérés et même protégés par Obrius, gouverneur romain à Metz ; il y fit bâtir plusieurs églises et oratoires.

Voilà l'extrait de nos légendes ; mais la critique de nos historiens modernes en rejette la chronologie et en conteste les faits. On convient seulement que le premier évêque de Metz a porté le nom de Clément, et l'on recule sa mission jusqu'à la fin du III° siècle ou le commencement du IV°.

14 Octobre 96. — Mort de saint Céleste, disciple de saint Pierre, et compagnon de saint Clément, à qui il a succédé comme évêque de Metz en 71, selon Meurisse et les chroniques. Mais ces dates sont apocryphes ; on ne sait au vrai quand il a vécu.

8 Janvier 142. — Mort de saint Patient, 4° évêque de Metz, après 14 ans d'épiscopat. Il était grec, et les chroniques nous apprennent qu'il quitta l'île de Pathmos pour se rendre dans la Gaule-Belgique ; il était porteur d'une dent de saint Jean l'évangéliste, et de douze fragments des robes des douze apôtres ; il en enrichit Metz, sa nouvelle patrie.

Ce pieux roman est tiré de nos légendes, qui n'oublient jamais les dates ni les circonstances pour donner plus de poids à leurs témoignages, et pour faire penser que les autorités ne leur ont pas manqué.

On a lieu de croire que saint Patient ne vivait qu'au IV° siècle. Il fit construire hors des murs de Metz, une église sous l'invocation des douze apôtres, et surtout de saint Jean l'évangéliste, qui, selon les légendes, avait été son précepteur. Cette église, située sur le territoire du Sablon, entre la Seille et Montigny, prit maison le nom de Saint-Arnould ; elle fut démolie comme beaucoup d'autres lors du siége de 1552.

16 Février 164. — Selon nos chroniques et Meurisse, mort de saint Siméon, 7° évêque de Metz. Il était originaire de la Palestine.

Il vivait, suivant toutes les probabilités, vers le milieu du IV° siècle. Les légendistes ont reculé son existence comme celle de ses prédécesseurs, et de plusieurs des évêques qui l'ont suivi pour augmenter l'antiquité de l'Eglise de Metz.

Ce fut pendant l'épiscopat de Siméon que Metz et une grande partie des Gaules furent ravagés par les Barbares. Le César Julien les vainquit, et les força de rendre à l'empire romain ses anciennes limites. Les prisonniers et le butin faits sur les Allemands furent déposés à Metz.

7 Novembre. — Mort de saint Ruffus, 9° évêque de Metz en 229, selon Meurisse, mais plutôt au commencement du V° siècle. On ne sait rien sur l'histoire de sa vie.

28 Mars 193. — L'empereur Pertinax, après un règne de 87 jours, est tué par les prétoriens qui l'avaient placé sur le trône.

Son nom ne trouve place ici que pour citer un monument trouvé à Metz en 1749, en perçant la rue Neuve (qui conduit de la Vieille-Intendance à la place Saint-Louis). C'est un autel à quatre faces ; sur deux côtés, on voit Apollon et Mercure ; sur les autres faces, les deux inscriptions suivantes :

:: Helv. Pertinac.
:: Ug. PP. Pontif. Ma.
:: Rib. Potestat. Cos. II.
:: Helpertinacis. Cæ.
:: Ltitiana August.

Pro Salute Imp. Cæs
Phelvi Pertinacis
Aug. PP. Pontif. Max.
Trib. Potestat. Cos.
Phelpertinacis. Cæs.
Et fl. Titiana August.
Oceanus ser. Verna.

On lit à côté :

Dispen:::: A Frumento.

Cet autel a été envoyé par M. Descartes, conseiller au parlement de Metz, au célèbre Schœpflin, de Strasbourg, et ce savant en fit usage dans son *Alsatia illustrata* (T. 11, page 586) ; suivant Schœpflin, ce monument est le seul qui reste de Pertinax.

Titiana, femme de cet empereur, a le titre d'Auguste, et son fils celui de César, ce qui dément le passage où Jules Capitolin assure que Pertinax ne voulut pas que le sénat leur décerna ces honneurs. Ainsi, sous ce rapport, ce monument est intéressant et précieux. Il reste aussi de Titiana des médailles grecques où elle est nommée Auguste Titianh Cebacth.

20 Mars 268. — L'empereur Gallien est assassiné sous les murs de Milan, par des officiers de son armée.

Sous son règne, Chrocus, roi des Allemands, porta la désolation dans les Gaules. Il saccagea Mayence, et vint ensuite à Metz. Les habitants se préparaient à lui opposer une vive résistance, mais les murailles de la ville, dit le moine Aimoin, tombèrent d'elles-mêmes la nuit qui précéda son arrivée. Les habitants furent tous massacrés. C'est à ce roi que l'on attribue le supplice de sainte Ursule et des onze mille vierges ses compagnes.

30 Juillet. — Mort d'Explece, 14° évêque de Metz. On ne sait rien sur sa vie. Meurisse fixe pour l'époque de sa mort l'an 590 ; mais cette date est trop reculée de près d'un siècle, car il paraît probable qu'Explece était contemporain de Childéric I°, roi de France. Cet évêque fut mis au rang des saints.

9 Octobre. — Mort de saint Benole, 16° évêque de Metz. On ne sait que son nom ; il occupa le siége 5 ans, selon Meurisse.

29 Octobre. — Mort de saint Torence, 17° évêque de Metz. Les hagiographes le font fils de roi ; ce fait est apocryphe.

31 Juillet. — Mort de Gosselin, 18° évêque de Metz. Les Hollandistes lui donnent le titre de saint ; il est fort douteux qu'il lui soit dû. Les détails que donne Meurisse sur Gosselin sont de pure invention. On ne connaît que son nom et l'ordre qu'il occupe dans la série des évêques de Metz.

24 Novembre 451. — Livier, guerrier messin, reproche aux Huns leurs cruautés, ils lui font trancher la tête près de Marsal.

Livier a eu, comme saint Denis, l'avantage de ramasser sa tête, de la baiser et de la porter, dit Meurisse, bien loin de là. Il a été béatifié, et une paroisse de Metz portait son nom avant la révolution.

25 Août 542. — Mort d'Hespérius, 25° évêque de Metz. Il assista, en 535, au concile de Clermont en Auvergne, où il fut décidé qu'on ne pourrait parvenir à l'épiscopat que par l'élection des clercs et des citoyens, et avec le consentement du métropolitain.

Hespérius fut contemporain de Thierry, fils de Clovis, qui, dans le partage de la France, eut le royaume de Metz. Ce royaume comprenait, selon Velly, la Bourgogne, l'Auvergne, l'Albigeois, les frontières de la province du Languedoc, la Champagne, les Trois-Evêchés, le Luxembourg, l'Alsace, les électorats de Trèves, Coblentz et Cologne, et toute l'ancienne France au-delà du Rhin jusqu'à la Westphalie. Thierry mourut en 534 à Metz, dans la 25° année de son règne.

22 Novembre 598. — Mort d'Agiulphe, 26° évêque de Metz, après 20 ans de pontificat. On a créé à cet évêque une généalogie toute illustre, mais toute incertaine. La vertu surtout dans le saint ministère n'a pas besoin d'un éclat étranger à elle-même et à la vérité. Agiulphe vit régner à Metz, Childebert II et Thierry son fils. Des schismes divisaient alors l'Eglise d'Austrasie.

20 Mars. — Mort de saint Urbice, 27° évêque de Metz. Il vivait vers la fin du V° siècle ; ses vertus furent longtemps en vénération. Son tombeau fut transféré, en 1516, de la chapelle de Saint-Maximin-aux-Vignes dans l'église Saint-Eucaire.

21 Novembre 610. — Mort de Pappole, 28° évêque de Metz, après trois ans et demi d'épiscopat. Pappole est le fondateur de l'abbaye de Saint-Symphorien. Il lui donna, pour la doter, la terre de Plappeville qui tire son nom du sien, Pappoli villa.

25 Juillet. — Fête de sainte Glossinde. Elle mourut à Metz âgée de 30 ans, après avoir fondé l'abbaye des Bénédictins, qui a porté son nom jusqu'à la révolution. Les hagiographes diffèrent entre eux d'opinion sur l'époque de la mort de Glossinde. Il paraît cependant qu'on peut marquer cet événement à l'an 610. L'église de l'abbaye, fondée par Glossinde, porta d'abord le nom de Saint-Pierre ; on y ajouta celui de Saint-Sulpice ; évêque de Bourges. La fondatrice les fit oublier tous deux.

Cette abbaye ne paraît pas avoir changé d'emplacement depuis sa fondation. Le palais épiscopal y est aujourd'hui établi. L'église a été construite en 1787, pendant que Madame de Hottmann était abbesse.

27 Juillet, VI° siècle. — Mort de saint Phronime, 20° évêque de Metz. L'histoire que l'on donnerait de cette évêque serait un conte. Plusieurs le confondent avec saint Firmin, 11° évêque. D'autres le retranchent. Meurisse met sa mort en 496. Châtelain dit qu'il vécut au IV° siècle.

28 Février 613. — Supplice de Brunehaud, femme de Sigebert, roi de Metz ou d'Austrasie.

Cette reine que l'on alla chercher au fond de l'Espagne comme la princesse la plus accomplie de son siècle, fut mariée à Metz en 566. Que de vicissitudes elle éprouva dans le cours de sa vie ! Son époux, son fils, son petit-fils, passèrent successivement sur le trône. Le poignard ou le poison les en firent descendre. Un sort pire encore attendait Brunehaud. Poursuivie par Clotaire II, qui lui avait voué une haine implacable, elle tomba entre ses mains ; conduite dans son camp, il la livra aux outrages d'une soldatesque effrénée, et ordonna sa mort. Son supplice dura trois jours ; enfin, cette mère de tant de rois fut attachée à la queue d'une cavale indomptée qui, la traînant sur les cailloux et à travers les ronces, l'eut bientôt mise en pièces. Faible fin que l'on doute encore avoir été méritée.

Brunehaud, pendant le temps qu'elle a gouverné l'Austrasie, y a fait faire des voies publiques qui portent encore son nom. Il en reste des traces.

19 Janvier 638. — Mort de Dagobert I°, roi de France. Clotaire II, son père, qui avait réuni sur sa tête quatre couronnes de la monarchie française, lui donna, en 622, l'Austrasie avec le titre de roi. Dagobert établit sa résidence à Metz, et y gouverna ses états par les conseils de saint Arnould, évêque de cette ville et de Pepin de Landen. Après avoir été, pendant plusieurs années, l'objet de l'amour de ses sujets et du respect des nations étrangères, ce prince laissa les passions les plus violentes prendre sur lui l'empire qu'y exerçait la vertu. Il eut à la fois trois épouses légitimes et un grand nombre de concubines.

2

L'histoire rapporte que l'orfèvre Eloi, qui fut ensuite évêque et ministre d'état, puis mis au rang des saints, fit pour Dagobert un trône d'or massif.

21 Février 640. — Mort de Pepin de Landen, dit le vieux.

Il fut maire du palais sous les rois Clovis II, Dagobert Ier et Sigebert II. Il usa du pouvoir qui lui était confié avec fermeté et avec justice, et mérita, par ses excellentes qualités, les regrets des Austrasiens. Les Pays-Bas l'honorent comme un saint.

16 Août 640. — Mort de saint Arnould, 29e évêque de Metz.

Lorsque saint Papole, 28e évêque de Metz, mourut, Arnould, non-seulement n'était pas engagé dans les ordres sacrés, mais de plus il était marié. Cependant le peuple de Metz, appréciant ses vertus et sa capacité, le demande avec les plus vives instances pour pasteur. Arnould, qui gouvernait comme premier ministre le royaume d'Austrasie, céda au vœu unanime qu'on lui manifestait. Son épouse partageant ses sentiments, prit le voile dans un monastère de Trèves.

Arnould s'était montré habile guerrier autant que grand homme d'état; il avait aussi tous les dons de l'esprit et du cœur que doit réunir un ministre de Dieu. Son crédit était grand à la cour d'Austrasie, et il n'en usait que pour faire le bien; il était bienfaisant et généreux jusqu'à épuiser ses ressources, aussi un ancien historien a-t-il dit de lui : *erat ornamentum non suæ solum, sed etiam omnium sanctorum ecclesiarum.*

Quand Clotaire II céda à Dagobert, son fils, le royaume d'Austrasie, il lui donna pour conseils Arnould et Pepin de Landen. Ces deux sages ministres réprimèrent pendant quelque temps le mauvais naturel du jeune prince, mais cette gêne ne put changer son caractère, et bientôt il se livra sans réserve à la fougue de ses passions. Dégoûté du monde, Arnould voulut, en 626, quitter le ministère et l'épiscopat. Dagobert s'y opposa avec violence, mais Arnould persévéra, et il alla vivre dans une solitude profonde au fond des Vosges avec Romaric son ami.

Saint Arnould était né au château de Lay, près de Nancy. Il laissa deux fils : Clodulphe, qui devint par la suite évêque de Metz, et Anchire, père de Pepin-d'Héristel, et aïeul de Charles Martel; Pepin-le-Bref était fils de ce dernier. Ainsi notre province fut le berceau de la 2e race des rois de France.

Le corps de saint Arnould fut transféré en 642, dans l'église qui a pris son nom. Cette église prétendait posséder le manteau de Charlemagne; certains jours de l'année, un frère lai de l'abbaye, revêtu de ce manteau et monté sur une mule, la tête tournée vers la queue, parcourait la ville pour percevoir des bouchers ce qu'on appelait le droit de Charlemagne, et qui consistait en quelques livres de viande, de graisse ou de chandelle. Cette promenade ridicule a cessé d'être en usage à la fin du XVIIe siècle, et le droit a été entièrement aboli par un arrêt du parlement en 1769.

17 Septembre 642. — Mort de Babbon, plus connu sous le nom de saint Goéric, 30e évêque de Metz et successeur de saint Arnould.

Ce prélat, avant d'embrasser l'état ecclésiastique, avait brillé dans les armes et avait gouverné plusieurs provinces. Il ne se distingua pas moins par son zèle et sa piété sur la chaire épiscopale. On lui a attribué la fondation du monastère autour duquel a été bâtie depuis la ville d'Epinal; cette assertion paraît erronée.

6 Juillet 649. — Mort de saint Goar, évêque de Trèves. Il avait été élevé à l'épiscopat à Metz par le roi Sigebert, à la suite d'une aventure miraculeuse que nous rapporterons pour réflexion.

« Goar, simple prêtre du diocèse de Trèves, fut mandé près de son évêque pour répondre à des inculpations dirigées contre lui. Le prélat l'interrogea, mais avec le désir de le trouver coupable. Pendant que l'accusé se défendait devant ce juge inique, on apporta à ce dernier un enfant qui avait été exposé à la porte d'une église. L'usage du pays était, dit-on, que les marguilliers vendissent les enfants ainsi exposés, et que l'évêque ratifiât le marché. Le prélat dit à Goar que l'on jugerait de son innocence s'il pouvait découvrir les parents de l'enfant abandonné. C'était une entreprise difficile, et Goar, après avoir bien réfléchi, n'employa pas des moyens humains pour sortir de cette épreuve. Il invoqua Dieu, et plein de confiance, il s'adressa à l'enfant de manière une mère et sa mère. O prodige ! le nouveau-né répond : Mon père est l'évêque Rustique que voilà, ma mère s'appelle Flavie. »

Le récit de ce miracle, parvint aux oreilles du Roi, qui substitua Goar à Rustique dans la chaire épiscopale de Trèves; mais le saint ne put l'occuper; il mourut après avoir langui plusieurs années dans sa retraite, située où existe maintenant la petite ville de Saint-Goar.

2 Octobre 650. — Mort de saint Serein, originaire du Pays-Messin. Sa vie telle qu'elle a été écrite par les légendaires, est si remplie de merveilleux, qu'on n'ose en rapporter le moindre trait.

8 Juin 690. — Mort de saint Clodulphe, vulgairement appelé saint Clou, 32e évêque de Metz. Ce prélat était fils de saint Arnould.

23 Novembre 698. — Mort de Trudon, connu sous le nom de saint Tron. Trudon était issu d'une des familles les plus distinguées de la Flandre. Dès sa jeunesse il renonça au monde, et vint se mettre sous la direction de Clodulphe ou saint Clou, alors évêque de Metz, qui lui conféra les ordres sacrés. Trudon donna tous ses biens à l'église de Saint-Etienne de cette ville, ce qui la rendit l'une des plus riches de l'Europe.

14 Décembre. — Mort du poète Venance Fortunat, au commencement du VIIe siècle. Il a vécu quelque temps à la cour de Sigebert, roi d'Austrasie, et était lié d'amitié avec Vilicus, évêque de Metz. Il a chanté dans ses vers, la Moselle, Metz, son site, ses productions, ses habitants. Peu d'années avant sa mort, il fut fait évêque de Poitiers.

Metz a eu des détracteurs et des amis parmi les écrivains, et pour un Agrippa il est plus d'un Venance.

21 Janvier 707. — Mort d'Aptat, 34e évêque de Metz. Il occupa pendant sept ans le siége épiscopal.

16 Décembre 714. — Mort de Pepin d'Héristel, petit-fils d'Arnould et neveu de Clodulphe, tous deux évêques de Metz. Il gouverna l'Austrasie pendant trente-quatre ans, sous le titre de duc. Les rois qui parurent sur le trône pendant son administration, vécurent sans pouvoir et ignorés de leurs sujets. Le ministre faisait la guerre et la paix; il punissait, il absolvait, il était le véritable monarque. Pepin usa en homme habile et prudent de sa puissance. Il fut utile à l'état, dit le président Hénault, en même temps qu'il néantit la puissance des rois.

Dagobert III régnait sur toute la France quand Pepin mourut dans son château de Jupil près de Liége.

11 Octobre 741. — Charles-Martel meurt à Quersy-sur-Oise, âgé de 50 ou 55 ans, après avoir gouverné la France en souverain pendant plus de 20 ans. Après la mort de son père, Pepin d'Héristel, les Messins le choisirent pour prince ou duc; ce fut leur affection qui lui donna les moyens de s'élever par les secours d'hommes qu'il tira des provinces entre la Moselle et le Rhin. Childéric II, vaincu en 719, fut forcé de le reconnaître pour son maire du palais. La suite de la vie de ce grand homme fut une série non interrompue de triomphes.

En mourant, Charles partagea la France entre ses fils comme s'il se fut agi de son héritage. Carloman eut l'Austrasie, la Souabe et la Thuringe, avec le titre de duc et de maire du palais; il quitta les degrés du trône pour se faire moine. Son frère Pepin conserva mieux le génie du père. Il gouverna la France avec grandeur et les Français avec adresse.

Une assemblée des seigneurs et des évêques lui déféra la couronne en 751. Childéric III dit l'insensé, fut dépouillé de la pourpre et couvert d'un froc. En lui finit la première race de nos rois.

26 Octobre 741. — Saint Sigebaud, 56e évêque de Metz, meurt à St-Avold. On doit le considérer, selon les historiens du VIIIe siècle, comme un des plus grands et des plus illustres prélats qui aient gouverné l'Eglise de Metz. Pepin d'Héristel avait en lui une entière confiance, et agit souvent dans les affaires les plus importantes d'après ses conseils. Sigebaud joignait à la piété de l'instruction, et il chercha à tirer les prêtres de l'ignorance où ils étaient alors plongés. Chrodegrand, son successeur, fit aussi des efforts pour leur donner plus de lumières.

Pendant l'épiscopat de Sigebaud, l'autorité souveraine fut entièrement entre les mains des ducs et maires du palais.

6 Mars 766. — Mort de Chrodegrand, 37e évêque de Metz. Il fut enterré à Gorze, monastère qu'il avait fondé en 749, et dont une agrégation successive d'habitations, a fini par faire une petite ville.

Chrodegrand était référendaire ou garde-des-sceaux de Charles-Martel, et il fut décoré du titre d'archevêque. Il était fort instruit, mais il s'est surtout rendu célèbre par la règle qu'il établit pour ses chanoines. Il voulait rendre à un clergé déjà corrompu par l'abondance et le luxe, la pureté des premiers siècles, et il y parvint en leur prescrivant de vivre en communauté comme des cénobites. Cet ordre a subsisté parmi les chanoines de Metz jusqu'au XIe siècle. Nombre d'évêques adoptèrent la règle de Chrodegrand. Elle fut même portée en Angleterre.

4 Décembre 771. — Carloman, roi d'Austrasie et de la France germanique, meurt après trois ans de règne. Les Austrasiens, après sa mort, reconnurent pour roi Charlemagne son frère.

Charlemagne vint, dès l'année suivante, passer l'hiver à Thionville.

26 Octobre 791. — Angelrame, 58e évêque de Metz, meurt en Pannonie où il avait suivi Charlemagne, après avoir occupé ce siége pendant 25 ans.

Angelrame fut comme Chrodegrand, son prédécesseur, décoré du titre d'archevêque; il y joignit dans la suite celui d'Archipiatin (grand aumônier) de Charlemagne et d'Apocrézîaire (nonce du pape) à la cour de France. La ville de Metz était alors dans l'état le plus florissant, son Eglise était distinguée par l'instruction des prêtres. Le chant romain y avait été introduit par Chrodegrand et substitué au chant ancien de l'église gallicane : Angelrame le perfectionna et forma une école célèbre de chantres. Il établit à Metz et à Gorze des maîtres de grammaire et d'arithmétique.

24 Juillet. — Fête de sainte Ségolène. Cette sainte était d'Alby; on la croit sœur de saint Sigebaud, évêque de Metz. Une église de Metz, siége d'une paroisse, est sous son invocation.

Châtelain, dans son vocabulaire hagiologique, met la fête de sainte Ségolène au 25 juillet, c'est une erreur. Par une autre erreur, les martyrologes messins lui donnent le titre de vierge; elle était veuve d'un seigneur nommé Gislute. Elle vivait au VIIIe siècle.

8 Novembre 855. — Mort de Drogon, 40e évêque de Metz. Il était fils naturel de Charlemagne et de Régine.

Drogon donna les plus grands soins à la prospérité de son Eglise; il l'enrichit d'une foule de libéralités et mit les lettres en honneur; mais il illustra surtout par sa conduite noble et généreuse envers le malheureux Louis-le-Débonnaire, son frère, qui fut rétabli sur le trône en 858.

En 844, Drogon fut envoyé en Italie pour examiner la conduite du pape Sergius, qui s'était fait sacrer avant que l'empereur Lothaire eut confirmé son élection. Drogon termina cette affaire à la satisfaction du pape qui, en reconnaissance, le nomma son vicaire-général dans les Gaules et dans la Germanie, et ordonna que l'on lui rendît la même obéissance qu'au Saint-Siège.

Après un épiscopat de 31 ans, Drogon se noya à la pêche à l'abbaye de Luxen en Bourgogne.

6 *Août* 869. — Lothaire, roi de Lorraine, meurt à Plaisance. Ce fut lui qui donna son nom à la Lorraine : *Lotharii regnum Lotharingiæ*, dont on a fait en français *Loheregne*, puis *Lorraine*, et en allemand *Lothringen*.

Lothaire ne laissa pas d'enfants légitimes. Charles-le-Chauve, roi de France, s'empara de ses états, quoiqu'ils dussent appartenir à l'empereur Louis II. Charles ne perdit pas de temps et se fit couronner à Metz roi de Lorraine ; mais peu après il fut obligé de partager avec un autre usurpateur, Louis-le-Germanique, roi de Bavière, son frère. Metz fut compris dans le lot de ce dernier. En 916, Charles s'en empara et le réunit à la France ; 9 ans après, l'empereur Henri-l'Oiseleur le reprit.

31 *Août* 875. — Mort d'Advence, 41° évêque de Metz, après 18 ans d'épiscopat. L'histoire lui reprocha d'avoir favorisé le divorce de Lothaire avec Theutberge et ses amours avec Valdrale. Il fut le premier qui se déclara pour Charles-le-Chauve lorsque ce dernier usurpa la Lorraine.

21 *Janvier* 882. — Mort de Louis II, fils de Louis-le-Germanique, et petit-fils de Louis-le-Debonnaire.

Dans le partage des états de son père en 876, il avait eu Metz et une partie de la Lorraine. Ses états furent réunis à ceux de l'empereur Charles-le-Gros, sous le règne duquel la Lorraine fut fréquemment le théâtre des ravages des normands. Ils pénétrèrent jusqu'à Metz, dit Voltaire, puis allèrent brûler Aix-la-Chapelle et détruire tous les ouvrages de Charlemagne. Vala, évêque de Metz, marcha contre eux et fut tué dans une bataille qu'il leur livra.

11 *Avril* 882. — Les normands, après avoir ravagé Cologne, Aix-la-Chapelle, Trèves, etc., etc., se portaient sur Metz. Adelard, comte, et Vala, évêque de cette ville, marchèrent à leur rencontre et les trouvèrent entre Sierck et Remich. La bataille fut sanglante. Vala et Adelard y périrent en combattant vaillamment. Malgré la mort des deux chefs, cette bataille arrêta les progrès des barbares ; ils n'osèrent aller plus avant, et Metz fut préservée de leur fureur.

1er *Mai* 888. — Un concile tenu à Saint-Arnould défend aux chrétiens de manger avec les juifs, sous peine d'être considérés comme sacrilèges.

19 *Février* 927. — Mort de Wigeric, 44° évêque de Metz.

Metz et la Lorraine étaient alors en proie à tous les fléaux. Charles-le-Simple avait réuni cette vaste province à la couronne de France lors de l'avènement de Conrad Ier, comte de Franconie. Henri-l'Oiseleur, successeur de ce dernier, entra dans la Lorraine et s'en empara. Raoul, devenu roi de France en 925, fut appelé par Wigeric, et conquit une partie de la Lorraine ; mais Henri, l'un des plus grands et surtout des plus hardis rois de la Germanie, vint assiéger Metz et s'en rendit maître après une longue et vive résistance. La prise de cette ville entraîna la défection de la Lorraine entière, dont les habitants étaient mécontents des Français.

Une invasion des Hongrois, en 926, augmenta les maux des riverains de la Moselle ; une peste qui survint y mit le comble.

Wigeric, quoique l'on sache peu de chose de lui, laisse l'idée honorable d'un homme ferme dans ses principes, n'en déviant jamais, et fidèle par affection à la France. Il était instruit, et a composé un traité sur la musique.

Un solitaire, nommé Bennon, fut choisi par l'empereur pour le remplacer. Le peuple messin vit avec peine qu'on méprisât le droit d'élection dont il avait joui jusqu'alors, conjointement avec le clergé. Mais l'empereur voulait avoir, au chef-lieu d'une province voisine de la France, un évêque qui lui fut dévoué. La politique l'obligeait à ne pas consulter, dans cette occasion, les règles d'une stricte équité.

5 *Août* 940. — Mort de Bennon, 45° évêque de Metz.

L'empereur Henri-l'Oiseleur l'avait nommé en 927, sans avoir égard au droit d'élection dont jouissait le peuple messin. Cette atteinte à un privilège antique, et jusqu'alors, respecté, fut très-sensible au peuple. L'évêque trouva, en arrivant, les esprits très-peu disposés à l'aimer ; son zèle exagéré et imprudent acheva de le faire haïr. Des scélérats méditèrent sa perte.

Bennon quitta Metz et se retira dans la solitude où l'empereur avait été le prendre contre son gré. Il ne fut évêque qu'environ deux ans. Adalberon, qui lui succéda, fut choisi par le peuple et par le clergé de Metz sur la fin de 929.

7 *Décembre* 985. — Mort de l'empereur Othon II, après 10 ans de règne.

La Lorraine lui fut vivement disputée par le roi de France, qui prétendait avoir des droits sur cette province, comme descendant et héritier de Charlemagne ; Othon l'emporta : Lothaire lui céda la Lorraine par un traité conclu en 980, sous la condition, dit l'historien Guillaume de Nangis, que l'empereur reconnaîtrait le droit de la France sur cette vaste contrée, et qu'il la posséderait comme bénéficier du roi ; cette clause est contestée.

La Haute-Lorraine ou duché de Moselliane, était gouverné sous Othon II, pas Frédéric Ier, frère d'Adalberon, évêque de Metz et beau-frère de Hugues Capet. Charles, frère du roi Lothaire, gouvernait la Basse-Lorraine pour Othon, qui y joignit Metz, Toul et Verdun.

Othon, pour contrebalancer la puissance des ducs qui avaient l'autorité civile et militaire, accorda à plusieurs évêques une sorte d'indépendance, en ne les faisant relever que de lui. C'est là que l'évêque de Metz est devenu presque souverain dans son diocèse.

Longueyon acquit, sous cet empereur, le droit de battre monnaie.

16 *Octobre* 984. — Adalberon II est nommé évêque de Metz en remplacement de Thierry, il était neveu de Hugues Capet.

15 *Décembre* 1005. — Mort d'Adalberon II, 48° évêque de Metz. Il avait succédé, en 984, à Thierry II.

Adalberon était fils de Frédéric, duc de la Haute-Lorraine, et de Béatrix, sœur de Hugues Capet ; il occupait le siège de Verdun lorsqu'il fut nommé à Metz.

L'histoire vante les qualités de son cœur, son esprit et les grâces de sa figure. Il était religieux sans austérité, doux, affable, hospitalier.

Thierry succéda à Adalberon en qualité d'administrateur de l'évêché pendant la minorité du jeune Adalberon, fils de Théodoric, duc de Moselliane en Haute-Lorraine ; il usurpa l'évêché.

C'est pendant cet épiscopat que Hugues Capet s'éleva sur les ruines de la maison de Charlemagne, et s'empara du trône de France.

14 *Juillet* 1024. — Mort de l'empereur Henri II, dit le boiteux. L'Eglise a canonisé ce prince : c'est bien. Les historiens semblent ratifier cette faveur : c'est mieux. Il avait pris pour devise ces mots adoptés par Pittacus : *rien de trop*.

Thierry II, usurpant l'évêché de Metz, attira sur la Haute-Lorraine la guerre et toutes ses horreurs. Son diocèse fut ravagé par l'armée de Henri II, et vers 1008, Metz fut assiégée par l'empereur en personne. Le siège fut long et cruel ; il finit par un traité qui laissa jouir Thierry de l'évêché. Il est probable que ce prélat ne se repentit pas du mal qu'il avait fait à ses ouailles, puisqu'en résultat son ambition fut satisfaite.

Le chef de Henri II et celui de Cunégonde sa femme, furent déposés à Metz. On prétend que Henri, en se mariant, avait fait vœu de continence. Les historiens qui sont favorables à cet empereur démentent ce vœu absurde.

On rapporte sur Henri une autre anecdote presqu'aussi bizarre. En passant à Verdun, il eut, dit-on, l'envie d'embrasser la vie monastique dans l'abbaye de Saint-Vannes. L'abbé Richard, plus fin que le monarque, feignit d'y consentir ; puis il lui ordonna, en vertu de l'autorité absolue qu'un abbé avait sur les moines, de reprendre le sceptre. Le tour était adroit, et il réussit.

30 *Avril* 1046. — Mort de Thierry II, 49° évêque de Metz.

Théodoric, duc de Moselliane, avait placé sur le trône épiscopal de Metz, Adalberon son fils ; comme ce prince était encore trop jeune, il confia son éducation et l'administration de son diocèse à Thierry, fils de Sigefroy, premier comte de Luxembourg ; mais deux ans après, Thierry, d'accord avec les Messins, chassa le jeune Adalberon, et se fit proclamer évêque. Il se ligua en même temps avec Henry de Bavière son frère, contre l'empereur qui, pour doter l'évêché de Bamberg, les privait de l'héritage de l'impératrice Cunégonde sa femme et leur sœur.

Le sort des armes favorisa d'abord l'empereur ; il chassa Henri de ses états et le poursuivit jusqu'à Metz. Cette ville soutint un long siège, et ses habitants se défendirent avec tant d'opiniâtreté, que l'armée impériale fut contrainte de se retirer. La mort d'Adalberon, survenue bientôt après, rendit Thierry paisible possesseur de l'évêché, mais son esprit remuant lui suscita de nouveaux désagréments. Il fut même interdit dans une diète tenue à Mayence. Loin de se soumettre à cette décision, il attaqua à main armée les seigneurs et les prélats qui avaient assisté à l'assemblée, et il en tua un grand nombre.

La paix fut enfin rétablie par les soins de l'archevêque de Cologne, et Thierry ne s'occupa plus qu'à gouverner sagement son diocèse. Il jeta en 1014 les premiers fondements de la cathédrale.

11 *Octobre* 1049. — Le pape Léon IX, arrivé à Metz depuis quelques jours, consacre l'église de Saint-Arnould, rebâtie par l'abbé Warin. Ce pape avait été évêque de Toul, sous le nom de Brunon ; il était proche parent d'Adalberon III, qui occupait alors le siège de Metz.

26 *Février* 1056. — Diplôme donné à Coblentz par l'empereur Henri III, en faveur du chapitre de la cathédrale de Metz. Plusieurs articles de ce diplôme sont assez curieux pour être rapportés. « 1° Privilège confirmé » aux chanoines d'élire les cinq dignitaires du chapitre ; 2° Exemption » de faire la ronde et de monter la garde dans la ville, hormis en cas de » siège (cette exemption de service militaire pour les chanoines, prouve » que les prêtres étaient assujettis à cette charge comme tous les autres » citoyens) ; 3° Exemption de fournir des chevaux à l'évêque pour ses » voyages, et de loger les gens de guerre ; 4° Permission de commencer » les vendanges sans attendre l'ouverture des bans ; 5° Défense à l'é- » vêque de s'emparer de leurs biens à leur mort, etc., etc. »

Ces privilèges, accordés à la demande de l'impératrice Agnès et de son fils Henri IV. Ce fils n'avait alors que 5 ans et 4 mois.

5 *Octobre* 1056. — Mort de l'empereur Henri III, après 17 ans de règne.

Il donna, en 1048, le duché de Haute-Lorraine et de Moselliane à Gérard d'Alsace, tige de la maison de Lorraine. L'évêque de Metz, Adalberon III, obtint de cet empereur des privilèges remarquables pour son chapitre.

Son fils lui succéda, mais l'Allemagne paisible sous le père, fut sous le fils en proie à des divisions sanglantes et à un trouble universel.

13 *Novembre* 1072. — Mort d'Adalberon III, 50° évêque de Metz. Il était fils de Frederick, comte de Luxembourg et frère des ducs de Bavière et de Basse-Lorraine ; il fut élevé par Berthold, duc de Toul, et eut pour condisciple le pape Léon IX, avec lequel il resta toujours uni par la plus étroite amitié.

Adalberon aimait les lettres et les protégeait. L'Eglise de Metz fleurit sous son épiscopat ; il s'occupa constamment d'enrichir les établissements religieux et d'en augmenter le nombre. Son crédit près des empereurs Henri III et Henri IV lui donna les moyens.

En 1047, les ducs de la Basse-Lorraine et de Flandres s'étant révoltés contre Henri III, ce prince chargea de les réduire à l'obéissance, les évêques de Metz, de Liége et d'Utrecht. Les rebelles s'étaient retranchés dans les plaines marécageuses de la Flandre ; les trois prélats attendirent pour les combattre que l'hiver eut gelé les fleuves, les canaux et les marais. La victoire se déclara pour eux, et ils firent prisonnier Thierry duc de Flandre.

En 1070, Adalberon fonda la collégiale de Saint-Sauveur où il fut inhumé. Lors de la destruction de cette église, en 1565, on ouvrit son tombeau et l'on trouva son corps enveloppé d'une chasuble de soie que l'on conserva, et dont on continua à faire usage, jusqu'à la révolution, le jour de l'anniversaire de sa mort.

20 *Juillet*. — Louis XIV vient à Metz pour la 3e fois.

Le roi venait d'assister au siége de Maestricht, ville qui fut emportée en treize jours, malgré sa force et le courage de Fargeaux, son gouverneur. Il voulait gagner les seigneurs lorrains ; mais à son arrivée à Nancy, le roi vit combien le duc de Lorraine, tout malheureux, tout banni qu'il était de ses états, était encore présent au souvenir de ses sujets.

Le roi fut logé à Metz au palais épiscopal ; M. d'Aubusson de la Feuillade l'accueillit par une belle et longue harangue, genre de supplice auquel les souverains ont, de tout temps, été réservés.

Ce voyage ne fut pas sans effet pour les Messins ; le roi s'attacha à réprimer les abus et les excès de pouvoir dont ils avaient à se plaindre.

4 *Mai* 1090. — Mort d'Heriman, 51e évêque de Metz. Ce prélat, entièrement dévoué aux prétentions ambitieuses de la cour de Rome, en fut puni par sa déposition que fit prononcer l'empereur Henri IV, contre qui il s'était déclaré, et par un exil de dix ans. Il ne rentra dans ses domaines que pour s'en faire chasser par le peuple, tout haut ses hauteurs avaient révolté.

28 *Mars* 1115. — Ouverture d'un concile à Rheims, qui fut présidé par Conon, évêque de Préneste et légat du pape Pascal II.

Adalberon IV, évêque de Metz, y fut déposé d'après les plaintes du peuple et malgré l'appui de l'empereur Henri V, dont Adalberon suivait la cour.

Deux ans après cette déposition, Théodgère fut choisi pour remplacer Adalberon. Ce ne fut pas sans peine que le nouveau pasteur put être mis en possession de l'épiscopat, ou plutôt il ne put en jouir.

Adalberon se fixa à la cour de l'empereur. On croit qu'il vivait encore en 1136. Il était le 53e évêque de Metz.

29 *Avril* 1120. — Mort de Théodgère, 54e évêque de Metz.

Après la déposition d'Adalberon, le clergé du diocèse élut, pour le remplacer, Théodgère, abbé de Saint-Georges, dans la Forêt-Noire ; il jouissait d'une grande réputation de sainteté, et son humilité était telle, qu'il refusa longtemps le bâton pastoral. Il fallut l'ordre du légat du Saint-Siége pour le déterminer à l'accepter. Ce choix avait été fait contre le vœu des Messins, restés fidèles à l'empereur qui protégeait Adalberon. Ils refusèrent de recevoir leur nouvel évêque. Deux fois il s'avança jusqu'aux portes de la ville, mais il ne put y pénétrer. Théodgère mourut à Clugny où il avait suivi le pape.

30 *Août* 1153. — Saint Bernard prête aux Messins son intervention. Ceux-ci, en guerre avec Renaud, comte de Bar, avaient été défaits à Bouxières-sous-Froimont, et 2000 des leurs avaient péri. Ils se préparaient à en tirer vengeance lorsque saint Bernard, averti par Hillin, archevêque de Trèves, arriva à Metz ; sa négociation réussit et la paix fut conclue le 30 août 1153.

29 *Juillet* 1164. — Thierry de Bar est nommé évêque de Metz par l'empereur Frédéric-Barberousse, dont il était allié. » Par cette forme de son institution, dit Meurisse, on peut voir combien les manières des établissements de nos évêques ont été changeantes et diverses. Car depuis que les élections furent ôtées au peuple et au clergé par l'empereur Henri II, il y eut toujours du débat entre les papes et les empereurs touchant les investitures des évêchés, et les empereurs entreprenaient souvent contre tout droit et justice de donner le bâton et l'anneau pastoral aux évêques. »

8 *Août* 1171. — Mort de Thierry III, 56e évêque de Metz, qui avait été nommé en 1164, après la mort de son oncle, Etienne de Bar.

L'église était alors divisée par un schisme. L'empereur Frédéric avait opposé au pape Alexandre III, l'anti-pape Pascal III : une partie de l'Europe avait reconnu ce dernier. Thierry lui résista ; cependant il eut le talent de se maintenir toujours dans une espèce de neutralité entre les deux partis. On a loué son humilité pour n'avoir pas voulu se faire sacrer et s'être toujours contenté du titre d'élu. Voyons-y plutôt l'adroite politique du prélat qui évitait d'encourir la disgrâce de l'empereur, s'il s'était fait donner l'onction épiscopale par un prélat attaché à Alexandre, ou de s'exposer aux foudres de Rome s'il avait choisi un évêque qui fut engagé dans le schisme.

5 *Mars* 1179. — Ouverture du XIe concile général à Saint-Jean-de-Latran. Thierry IV, 58e évêque de Metz, y fut déposé. Il avait été nommé après l'expulsion de Frédéric de Pluvoise par l'empereur Frédéric. Thierry était neveu de l'empereur.

21 *Mars* 1180. — Jour d'élection du Maître-Echevin de Metz, d'après la charte de l'évêque Bertram, datée du 21 mars 1180.

Avant cette époque, le maître-échevin était élu par les suffrages du clergé et du peuple, et ce choix important ne se faisait jamais sans brigues et même sans troubles. La cité s'en lassa, et elle voulut que cette magistrature, de perpétuelle qu'elle était, devint annuelle. L'évêque, du consentement de tous, fit un règlement sur le mode d'élection. Le princier de la cathédrale et les abbés de Gorze, de Saint-Vincent, de Saint-Arnould, de Saint-Clément et de Saint-Symphorien, furent désignés à perpétuité électeurs du maître-échevin. Ils exercèrent ce droit jusqu'en 1557.

L'empereur Frédéric-Barberousse confirma la charte de Bertram, et lui donna force de loi.

La dignité de maître-échevin était en si haute vénération à Metz, que les parrains, disent les Mémoires de Vieilleville, souhaitaient à leurs filleuls d'être une fois en leur vie maître-échevin de Metz, ou tout au moins roi de France.

6 *Avril* 1212. — Mort du législateur de Metz, l'évêque Bertram.

La ville de Metz était libre, mais elle n'avait ni de la liberté que les dissentions et les désordres ; suite ordinaire du gouvernement populaire, quand il n'est pas réglé par de sages lois. Les magistrats étaient nommés par l'assemblée générale des citoyens, ce là des brigues, des partis, des guerres intestines. Les Messins se lassèrent de cet état de choses, et ils demandèrent une constitution à leur évêque. Celle que Bertram leur donna n'est peut-être pas conforme aux théories que l'art de la politique a inventé de nos jours; on y chercherait peut-être en vain les principes de la division et de la pondération des pouvoirs; mais elle était bonne puisqu'elle a fait pendant quatre siècles la gloire et la prospérité de la cité.

La vie de Bertram fut agitée. Nommé d'abord à l'évêché de Brème, le pape refusa de confirmer son élection. Choisi ensuite par le clergé de Metz à la demande de l'empereur Frédéric-Barberousse, il s'attira bientôt après la disgrâce de ce prince pour avoir embrassé le parti de Folmar, archevêque de Mayence, contre Dithmer son compétiteur, que l'empereur protégeait. Il en fut puni par l'exil et par la confiscation de son temporel. Il ne remonta sur son siége que trois ans après, à la mort de Frédéric. Pendant son épiscopat, la fureur des discussions religieuses s'introduisit à Metz. Bertram la combattit avec les armes de la modération et de la raison. Il rétablit la discipline parmi les ecclésiastiques, et il eut en mourant la consolation de laisser l'état de l'église également tranquille et florissant.

8 *Mars* 1222. — Charte donnée par Conrad de Scharpeneck, 60e évêque de Metz, du consentement du clergé et de toute la communauté de Metz, et portant que quiconque mourrait dans l'archiprêtré de Metz, donnerait *au nouveau pont* le meilleur vêtement qu'il aurait au jour de son décès. Ce pont a été depuis nommé le pont des Morts.

La charte de l'évêque ne devait durer que cinq ans, mais elle a été successivement prorogée.

En 1282, la cité donna à l'hôpital Saint-Nicolas le droit de recevoir les habits des morts, ainsi que les péages du pont de Moulins-lès-Metz, du pont, des Morts et du Pontiffroy.

10 *Décembre* 1238. — Mort de Jean d'Aspremont, 61e évêque de Metz, dans la 13e année de son épiscopat. Il était évêque de Verdun lorsqu'il fut choisi par le chapitre de Metz, en 1224, après la mort de Conrad de Scharpeneck. C'est le premier de nos évêques qui ait été nommé par le chapitre à l'exclusion des nobles, du peuple et des autres évêques de la province.

Jean d'Aspremont, après sept ans d'une administration paisible et employée à enrichir son église, s'attira la haine des Messins. Son ambition fut la cause probable de leurs dissensions. Chassé de la ville, il se retira à Châtel-Saint-Germain, où il fut assiégé pendant trois ans. Cette guerre fut terminée en 1234 ; l'évêque rentra dans Metz, et l'histoire, depuis cette époque, ne parle plus de lui pour faire mention de ventes, d'achats, d'échanges de domaines.

» Dans ce siècle, dit Meurisse, jamais l'église n'avait été plus opprimée, les prêtres du Seigneur plus diffamés, l'ordre sacré du sacerdoce » plus souillé, déshonoré et contaminé qu'il était alors. «

Jacques de Lorraine, fils du duc Ferry II, remplaça Jean d'Aspremont.

28 *Juin*, veille de la fête de saint Pierre et de saint Paul. — Jour d'élection des trois maires ou *mayeurs*, magistrats qui se partageaient Metz et le Pays-Messin, à peu près comme nos trois juges de paix actuels, mais avec un rayon beaucoup plus étendu que sont les trois cantons de Metz. Ces maires portèrent le nom de Porte-Muzelle, de Porte-Sailly et d'Outre-Muzelle. Les maires étaient chargés de tenir les plaids-annaux, de défendre les intérêts de la cité en cas d'usurpation sur les biens, ou d'anticipation sur les chemins, de faire les criées et les ventes des biens en licitation, etc.

D'après un atour du 24 juin 1230, ils étaient élus par le maître-échevin, les échevins du palais et les treize-jurés. Cette magistrature était annuelle, elle dura jusqu'en 1332, époque où les treize furent investis du pouvoir des maires jusqu'à ce que le bailliage leur enleva le leur en 1634.

13 *Décembre* 1250. — Mort de l'empereur Frédéric II, âgé de 56 ans, après en avoir régné 58.

Conrad, évêque de Spire, ayant contribué à le faire élire en 1211, fut récompensé de son zèle par l'évêché de Metz, la charge de chancelier et celle de vicaire de l'empire en Italie.

Conrad fut le 58e évêque de Metz ; il succéda à Bertram, mais il ne put suivre ses traces. Les charges qu'il occupait près de Frédéric le fixaient à la cour, et ne lui permirent que rarement de visiter ses deux évêchés. Son absence laissa aux seigneurs et à la bourgeoisie de Metz les moyens de consolider le gouvernement municipal nouvellement constitué sous Bertram.

Il mourut en 1224, on ne sait sous quelle date.

Frédéric II fut reconnu par les Messins jusqu'à sa mort, quoique leur évêque, Jacques de Lorraine, eut embrassé, en 1246, la cause de Henri, landgrave de Thuringe, qui aspirait à l'empire.

14 Décembre 1226. — Assemblée générale du clergé de Metz, pour s'opposer à une taxe que l'on voulait faire payer généralement et sans exception, pour la réparation des murs de la ville et de ses fossés.

On ne sait quels furent les résultats de cette opposition.

1er Février 1268. — Traité de paix entre Guillaume de Traisnel, évêque de Metz, et Thiébault, comte de Bar.

Thiébault avait engagé Guillaume de Traisnel, son neveu, dans une guerre qu'il soutenait contre les ducs de Lorraine et de Luxembourg. Leurs troupes confédérées avaient brûlé Ligny, et défait les comtes de Luxembourg et de Lorraine devant le château de Preny ; mais la mésintelligence se mit entre eux au sujet du partage des dépouilles. Le comte fit sa paix particulière avec la Lorraine, et Guillaume, quoique abandonné à ses propres forces, ne craignit pas de se faire un nouvel ennemi ; il saccagea le comté de Briey et la Woivre, et battit les Lorrains et les Barrisiens, réunis près de Domevre et d'Epinal. La guerre durait depuis deux ans, lorsque la paix fut conclue par l'entremise de Thiébault, roi de Navarre.

20 Juin 1273. — L'évêque Thierry Bayer de Boppart, mécontent que les treize-jurés n'épargnaient pas plus les gens d'église que les laïcs en rendant la justice, excommunie ces magistrats, et met la ville en interdit par une sentence sortie du château de Vic.

Le premier motif de cette violence avait été l'exil de Pierre Toupel, religieux de Saint-Clément ; on ne niait pas qu'il ne méritât, mais on contestait à l'autorité civile le droit d'appliquer les lois de la cité aux ecclésiastiques qui voulaient également être exempts de subsides.

L'interdit dura deux ans et trois mois. Le service divin, pendant ce temps, ne se fit qu'à huis-clos, et l'on n'enterrait les morts en terre sainte. Cinq mille francs d'or calmèrent l'évêque qui, peu d'années après, fut lui-même excommunié par le pape Clément VII.

6 Août 1274. — Traité conclu à Lyon, par les soins du pape Grégoire X, entre Laurent, 65e évêque de Metz, et Thiébault, comte de Bar. L'évêque avait été fait prisonnier 18 mois auparavant dans un combat où le duc de Lorraine et le comte de Bar avaient défait ses troupes. Le traité de Lyon mit fin à sa détention.

26 Juillet 1281. — Traité de paix entre les Messins et Ferry, duc de Lorraine. Les Messins déclarent dans ce traité qu'ils ne réclameront rien au duc ni à ses gens ni à ses alliés pour les tués, les blessés, les prisonniers, ou pour tous les dommages qui ont pu être la suite de la guerre.

Le duc avait eu, dans cette guerre, un avantage sur les Messins près de Genivaux : mais ceux-ci prirent leur revanche à Moresberg. Jean, sire de Choiseul, y commandait un corps de 2000 hommes : après avoir soutenu longtemps les efforts de l'armée victorieuse et avoir été blessé, il fut fait prisonnier. Le duc le racheta moyennant 2000 livres.

29 Janvier 1287. — La ville de Metz vend au chapitre de Saint-Thiébault le droit de disposer tous les ans d'un des treize pour faire rentrer les sommes dues à ce chapitre.

30 Janvier 1292. — Bouchard d'Avesnes, évêque de Metz, vend aux Messins cinq ans son droit de battre monnaie, moyennant une somme de 300 livres messines.

29 Novembre 1296. — Mort de Bouchard d'Avesnes, 67e évêque de Metz, après 12 ans d'épiscopat.

C'était, dit Meurisse, le plus courageux, le plus affable et le plus gentil prince de son temps. On dispenserait volontiers un évêque d'avoir du courage ; celui de Bouchard le porta plusieurs fois à faire la guerre au duc de Lorraine, et à chercher à maîtriser les paraiges de la ville de Metz. Dans ces siècles, il est impossible de reconnaître chez les prêtres le caractère de paix qui doit les distinguer. Le métier des armes leur était familier, et les affaires du monde les occupaient plus que les soins du sacré ministère.

Pendant longtemps on a porté, à la procession des rogations, la cotte d'armes de Bouchard devant les reliques de saint Etienne.

30 Juin 1302. — Mort de Gérard de Rélange, 68e évêque de Metz, successeur de Bouchard d'Avesnes, qui laissa son troupeau et ses vassaux accablés, ses terres ravagées, son église endettée, et la réputation d'un guerrier hardi.

A la mort de Bouchard, le chapitre de la cathédrale de Metz, réuni pour l'élection, ne put s'entendre et fit un double choix. Les deux élus se pourvurent près du pape qui les mit d'accord en désignant Gérard de Rélange, archidiacre de Cambrai. Ce coup d'autorité ne parut avoir excité de troubles.

Gérard chercha à rétablir ou à consolider ce que son prédécesseur avait détruit ou ébranlé ; mais son épiscopat ne dura que cinq ans , ce fut trop peu pour cicatriser les plaies ouvertes par Bouchard.

27 Mars 1306. — Entrée de l'évêque Renaud de Bar, à Metz, à la tête de 6000 personnes.

Cet évêque, très-mécontent que les magistrats avaient fait saisir les biens d'un prêtre ecclésiastique, mort sans tester, avait quitté la ville, en faisant serment de n'y rentrer qu'en nombreuse compagnie, menace qu'il voulut réaliser. Il leva une petite armée et s'avança jusqu'à Prayel.

Les bourgeois s'armèrent et quittèrent la ville pour attaquer les troupes du pontife. Le sang allait couler, lorsqu'on entra en accommodement. L'évêque était retenu par le serment qu'il avait fait de ne rentrer à Metz qu'en nombreuse compagnie. Il lui vint une idée lumineuse qui concilia tout.

Le lendemain, 27 mars, jour des rameaux, il alla de l'abbaye de Saint-Arnould à la cathédrale, à la tête d'une procession à laquelle furent appelés tous les habitants de la ville et des environs.

L'abbaye de Saint-Arnould était alors hors de la ville, sur le territoire du Sablon.

24 Janvier 1313. — Jour d'élection des Wardours sous la république messine. Les Wardours étaient des magistrats chargés de veiller aux intérêts du peuple et d'empêcher les excès de pouvoirs du maître-échevin et des treize ; ils furent créés en 1313 et supprimés en 1405. On ne choisissait pour cet emploi que des personnes distinguées par leur mérite et leur naissance, et qui eussent déjà précédemment occupé des places.

4 Mai 1316. — Mort de Renaud de Bar, 69e évêque de Metz. La vie de ce prélat, comme celle de la plupart des évêques de ce temps, fut moins remplie par les soins de l'épiscopat que par des guerres avec les princes voisins. Il eut des démêlés avec ses chanoines qui, dans un appel au pape, l'accusèrent de soudoyer des malfaiteurs, de piller, d'assassiner et même de dépouiller les églises, au point que l'on ne pouvait plus y célébrer l'office divin.

Renaud mourut subitement au moment où il se disposait à porter la guerre dans la Lorraine, pour se venger d'une défaite qu'il avait éprouvée trois ans auparavant à Frouard, et dans laquelle son neveu, le comte de Bar, avait été pris par les Lorrains. Pendant son épiscopat, on 1315, une famine horrible désola le pays ; « Adonc fut grand chier temps de « bleix, dit un de nos anciens chroniqueurs, tel que la quarte coustoit « 18 sols. » L'année suivante fut tellement abondante, que la quarte de blé ne coûtait plus que 4 sous.

26 Novembre 1316. — Atour ou règlement pour l'élection du maître-échevin.

Cet atour porte que tous les ans le princier de la cathédrale et les abbés de Gorze, de Saint-Vincent, de Saint-Arnould, de Saint-Symphorien et de Saint-Clément, désignés par la charte de l'évêque Bertrand comme électeurs du maître-échevin, se réuniront tous les ans le jour de saint Benoît, dans l'église de Saint-Pierre, que chacun d'eux choisira dans le paraige en tour pour fournir le maître-échevin, une personne différente, dont il écrira le nom sur une courroie de parchemin, que les six courroies seront mises dans autant de boites semblables, lesquelles seront jetées et balottées dans un chaperon, que le princier en tirera une, et que celui dont le nom s'y trouvera inscrit sera maître-échevin pour cette année.

23 Août. — Ancienne fête annuelle que la ville donnait à l'office des tonneliers. Cette fête date de l'année 1320, où les maitres muitiers et tonneliers s'engagèrent, par un atour, à porter des secours aux incendies avec leurs muids, au premier coup de beffroy. Elle durait trois jours, pendant lesquels les tonneliers promenaient l'étalon du muid dans les différents quartiers de la ville, et recevaient un dîner à l'hôtel-de-ville.

Le troisième jour, le cortège s'arrêtait au carrefour du Plat-d'Etain, de Taison et de Fournirue. Les servantes des maisons qui forment les quatre angles, étaient obligées de balayer avec soin le pavé, et de se tenir aux quatre coins le balai sur l'épaule. Le maître des tonneliers les remerciait en disant à haute voix : « Pucelles, vous avez fait votre devoir. » Le dernier repas se composait de perdrix aux choux ; au dessert, le premier sergent de ville montait sur une escabelle, la baguette en main et un pied en l'air, et adressant la parole à l'office, il criait : « Mâte des « tonnly, steu-ver sauch? » A quoi le maître répondait : « J'n'ateumes « ka si sauchs que je n'boirimmes beunn schalkyn treues kouchs, ika « nd iké. »

A la fin de chaque repas, le secrétaire de la ville passait en revue l'habillement des tonneliers, et faisait payer trois sous d'amende pour chaque bouton qui n'était pas dans sa boutonnière.

La fête des tonneliers n'a cessé d'être célébrée qu'à la fin du dernier siècle.

11 Novembre 1320. — Un incendie détruit les rues de Saulnerie et du Champé. Cet évènement est ainsi raconté dans une de nos anciennes chroniques :

« En l'année 1320, il parut en l'air une si grande quantité de corbeaux, « que l'air en était obscurci. Ces animaux qui, par leur naturel, sont « ennemis jurés du feu, portaient dans leurs becs des charbons ardents « et les laissaient tomber dans différents endroits; malgré les précautions « que l'on prit pour éviter les dangers et les malheurs qui pouvaient « en suivre de ce feu qui semblait tomber du ciel, on ne put soulager « les rues de Saulnerie et du Champé, qui furent réduites en cendres. »

Février 1325. — Henri Dauphin, évêque de Metz, est tué dans une bataille donnée contre Edouard-le-Libéral, comte de Savoie.

Cet évêque ne résida à Metz que momentanément. L'évêché était pour lui comme une ferme qu'un propriétaire visite rarement, mais dont il touche exactement les revenus.

Henri Dauphin n'était pas même engagé dans les ordres sacrés. Il quitta son évêché comme on quitte un emploi civil, et laissa le temporel de son église grevé de 200000 florins de dettes.

C'est pendant son épiscopat qu'eut lieu le supplice des lépreux de Metz. Les mahométants, dit la chronique du doyen de Saint-Thiébault, effrayés du projet conçu par Philippe V, de porter de nouveau la guerre dans la Palestine, tramèrent une conspiration avec les juifs de France. Elle consistait à empoisonner les puits et les fontaines, et à causer par ce moyen une telle mortalité, qu'il fut impossible de trouver assez de soldats pour l'expédition que le roi méditait. L'entreprise parut trop dangereuse aux juifs pour l'exécuter par eux-mêmes, mais ils promirent de faire en sorte que d'autres s'en chargeassent. Ils gagnèrent les lépreux, à qui ils firent entendre que le poison dont ils se serviraient donnerait la lèpre à tous ceux qui n'en mourraient pas, et que par là l'humiliante distinction qui existait entre eux et les autres citoyens serait effacée. Gagnés par argent et par ces promesses spécieuses, les lépreux exécutèrent en partie ce complot, et plusieurs personnes en moururent. Ceux de Metz, convaincus d'avoir voulu les imiter, furent tous brûlés vifs.

Tel fut le prétexte absurde autant qu'atroce d'un forfait qui souille nos annales. Cette accusation contre les israélites n'avait été inventée en France que pour les dépouiller des immenses richesses que le commerce avait mises dans leurs mains. Les Messins s'en servirent pour exterminer des malheureux dont le seul crime était d'être à charge à la république.

3 *Mars* 1325. — Traité de paix.

Au mois d'août 1324, une ligue puissante se forme contre les Messins. Jean, roi de Bohème et comte de Luxembourg, Beaudouin, archevêque de Trèves, Ferry, duc de Lorraine, et Edouard, comte de Bar, voulurent se venger de l'indépendance qu'affectaient les bourgeois de Metz, lorsqu'ils acquéraient des fiefs dans les souverainetés voisines. Ils se confédérèrent par un traité conclu à Remich; Henry Dauphin, évêque de Metz, y adhéra, mais secrètement, et sans que la ville s'en doutât.

Les princes, qui n'avaient pas assez de forces pour assiéger une ville défendue par une garnison aussi nombreuse qu'aguerrie, vinrent deux fois ravager les environs. Ils brûlèrent le faubourg St-Julien. Les Messins de leur côté, ne ménageaient pas la Lorraine; ils la désolèrent à dix lieues à la ronde.

Louis de Poitiers, qui succéda à Henri Dauphin au milieu de ces troubles, employa sa médiation et réussit à procurer la paix; Metz en avait d'autant plus besoin que la guerre civile était dans son sein. Le maître-échevin Gillet de Belz, et nombre d'habitants des premières familles, étaient sortis de la ville et avaient joint l'armée des confédérés.

1er *Février* 1328. — Lettre d'Ademare de Monteil, 72e évêque de Metz, aux fidèles de son diocèse, pour les exhorter à contribuer à l'achèvement de la cathédrale.

Ademare énumère dans cette lettre toutes les prérogatives de la cathédrale de Metz, les saints qui y sont déposés et les miracles qui s'y sont opérés; il raconte sérieusement que souvent la nuit de Noël, au moment de la naissance de Jésus-Christ, on voyait fleurir sur l'autel la plante nommée *Poultot*.

Cette lettre eut tout le succès qu'Ademare pouvait en attendre; il reçut des sommes assez considérables pour faire construire la nef, depuis le chœur jusqu'à la chapelle de Notre-Dame-de-la-Ronde.

16 *Septembre* 1332. — L'évêque Ademare de Monteil confirme l'atour fait le 10 juillet 1322 par les magistrats de Metz, pour rétablir l'ordre et la discipline dans les maisons religieuses, « en appelant, dit-il, la justice « et toute la communauté en notre aide, comme le bras séculier, com-« li dis moisnes ne veulent obier au commandemant don brais espirituel.»

Le tableau que fait Ademare, dans son ordonnance, de la conduite des moines, est curieux : « Ils sont, dit-il, chauciés à las et portent solers « détranchiers com chevalier ou escuiers, et chauces de coleurs et robes « des plus précious et des plus chiers, qu'ils purent trovier, et sont unit « de saintures d'argent appellez sur lour coursas qui sont si estrois, que « à peine puent-il entreir ens, et ont en maniches de lour cotes las de « soye ou noweis si estroit com une damoiselle.... et chivauchent à « grans espées et d'espourons si cointu, com ung contes, les jambes « descovertes, en les estivalz descovers jusques as coisses... en teil « manière qui semblent miex menestreis ou hyraulz ou gouléars que « moinnes, et vont de neut et de jor et en places communes, et y sont « toute jor et en nosces et en danses et en d'autres leus que ne sont mies « à dire.... et menjuent en praiel et en gardins avec femmes séculières « et nonnaine à grant foisons de ménestreis dissoulemt, etc., etc. »

25 *Janvier* 1341. — Traité de paix entre Arnould et Thierry de Velseperche et la ville de Metz. Par ce traité, Thierry et Arnould s'engagèrent à servir la cité pendant 5 ans contre tous ses ennemis, excepté contre les princes de qui relevaient leurs biens.

25 *Avril* 1342. — En cette année tous les arbres furent les mieux flory que on vit depuis LX ans, mais il gellat une jaillée le xxv jour d'avril que les dits arbres furent tous engellés et perdus, et constait un franchair de serixe pour le jour de la saint Vit viii solz de Metz.

9 *Décembre* 1346. — L'empereur Charles IV étant à Thionville, confirme les privilèges de l'église de Metz.

26 *Juin* 1549. — Atour des maître-échevin, treize, comtes-jurés, paraiges et communauté de Metz, qui confirme, en faveur de l'hôpital Saint-Nicolas, le privilège existant depuis longtemps, d'avoir le meilleur vêtement de toute personne morte dans la ville, native ou étrangère.

Cette imposition avait été établie pour 5 ans, en 1222, au profit de la cité, pour servir à la construction d'un pont qui fut et est encore nommé le pont des Morts; elle a été cédée par la ville à l'hôpital Saint-Nicolas, en 1282. L'atour de 1349 est devenu le titre principal de cette fondation singulière; il a été confirmé par plusieurs actes et surtout par un arrêt

du parlement du 27 juillet 1646. La révolution seule a anéanti cet usage; on se rachetait de la remise des effets en acquittant le prix de leur évaluation.

18 *Octobre* 1356. — Grand tremblement de terre à Metz et sur le Rhin, où furent détruites plusieurs forteresses.

9 *Janvier* 1357. — L'empereur Charles VI part de Metz, où il était avec toute sa cour depuis le commencement de décembre. C'est pendant le séjour qu'il y fit, qu'il publia les sept derniers chapitres de la Bulle-d'Or.

4 *Mai* 1360. — serait résulté. — Après la paix de Bretigny, conclue entre la France et l'Angleterre, 15 ou 16 mille soldats des deux armées se réunirent sous le commandement d'Armand de Cervoles, surnommé l'archiprêtre, et vinrent fondre sur la Lorraine et le Pays-Messin. Leur nombre s'accrut bientôt d'une foule de bandits et de gens avides de pillage, et il s'éleva jusqu'à 40000. Les ducs de Luxembourg, de Lorraine et de Bar, l'évêque de Metz et les Messins, se liguèrent le 4 mai 1360 pour repousser ces brigands, et ils parvinrent à les éloigner pendant quelque temps ; mais le duc de Bar ayant eu l'imprudence de les rappeler comme auxiliaires dans une guerre qu'il eut à soutenir contre le comte de Vaudemont, ils se jetèrent de nouveau dans le pays, et le ravagèrent jusqu'en 1365, que la paix se conclut.

4 *Janvier* 1361. — Traité de paix entre Ademare, évêque de Metz et Messins d'une part, et Robert, duc de Bar de l'autre. Dans la guerre à laquelle ce traité mit fin, l'évêque Ademare combattit plusieurs fois à la tête de ses troupes, dont sa mainte rencontre les talents d'un habile général.

12 *Mai* 1361. — Mort d'Ademare de Monteil, 72e évêque de Metz. Ademare fut nommé évêque de Metz en 1328. Pendant douze ans il sut se maintenir en paix avec les princes voisins, et il employa ce temps aux soins spirituels de l'épiscopat, mais depuis 1340, sa vie ne fut plus qu'un enchaînement continuel de guerres avec les ducs de Lorraine et de Bar.

Bien différent de la plupart de ses prédécesseurs, dont les démêlés avec les Messins occupent une grande partie de notre histoire, Ademare fut constamment l'allié de la république. Il travailla, de concert avec les magistrats, à rétablir la discipline ecclésiastique. Déjà en 1322, ceux-ci avaient publié un atour pour mettre un terme à la dissolution des moines de Gorze, de Saint-Arnould, de Saint-Clément, de Saint-Symphorien, de Saint-Vincent et de Saint-Martin. Pour donner plus d'autorité, en 1332, l'évêque confirma cet atour. Ces deux pièces ont été conservées; on serait tenté, à leur authenticité n'était bien constatée, de taxer d'exagération le tableau qu'on y trouve de la conduite déréglée des moines. Ademare reprit, en 1330, la construction de la cathédrale, commencée en 1014, par l'évêque Thierry, et que les malheurs du temps avaient fait abandonner ; il conduisit les travaux depuis le chœur jusqu'à la chapelle de Notre-Dame-de-la-Ronde. Cet édifice ne fut achevé qu'en 1519.

13 *Octobre* 1365. — Jean de Vienne quitta Metz pour occuper le siège de Bâle, mais il n'eut rien à gagner au changement. Les Bâlois vengèrent les Messins.

24 *Janvier* 1566. — Thierry de Boppart met fin, par un accord avec la cité, aux dissensions qui avaient existé entre les Messins et Ademare de Monteil, son prédécesseur. Ces troubles provenaient de ce que les magistrats avaient fait enlever de vive-force de la prison épiscopale, un citoyen arrêté par les officiers de l'évêché. Irrité de ce que les curés s'étaient rangés du côté des magistrats, Ademare avait frappé toutes les églises d'interdit. Tant de chagrin de voir son autorité méprisée qu'il abandonna son diocèse pour passer à celui de Bâle.

4 *Avril* 1368. — Un seigneur du Barrois, nommé Jean de Mars, ayant pris querelle avec les Messins, leur proposa un cartel qui fut accepté par Robert d'Hervilliers, gentilhomme au service de la cité. Le jour du combat fut fixé au 4 avril, et le lieu marqué dans la cour du comte de Saint-Pol, à Ligny.

Robert partit pour se rendre au rendez-vous avec 120 cavaliers messins, qui ne l'accompagnaient que pour lui faire honneur et pour être simples spectateurs du combat. On rapporte qu'en chemin le trouvèrent un astrologue qui dit à l'un d'entre eux : « Mon ami, si tu m'en crois, tu retourneras et prendras ton harnois, car je t'assure qu'aujourd'hui il y aura batterie. » Le soldat le crut, le dit à ses camarades, et tous prirent leurs précautions.

Arrivés au lieu du rendez-vous, les Messins n'y trouvèrent point Jean de Mars ; on leur ferma même les portes de Ligny, et le duc de Bar parut avec des troupes aux environs ; ils jugèrent alors qu'ils auraient en effet à combattre. Robert ordonna à ses cavaliers de mettre pied à terre, et il les embusqua dans un ravin. Il fit donner les chevaux aux pages à qui il ordonna de s'enfuir à toutes brides.

Les soldats du duc de Bar croyant que c'étaient les Messins qui se sauvaient, les poursuivirent en désordre ; et tombèrent dans l'embuscade. Robert les fit alors charger. Le combat fut des plus opiniâtres. Un grand nombre de seigneurs Barrisiens furent tués. Le duc de Bar lui-même fut pris avec 60 gentilshommes, et conduit à Metz.

Les Messins profitèrent de ce succès pour attaquer et détruire plusieurs forteresses occupées par les bandits qui désolaient le pays. Le seigneur des Armoises qui commandait ces brigands, eut la tête tranchée ; ses compagnons furent pendus.

La captivité du duc de Bar dura deux ans. Par un traité du 9 août 1370, sa rançon fut fixée à 120000 florins. Il paraît qu'il n'eut pas à se plaindre de la conduite des Messins envers lui, car pendant sa détention il fit construire à ses frais, les trois précieux autels en architecture mauresque qui décoraient l'église des Grands-Carmes. Ces autels furent enlevés furtivement en 1808, et transportés à Paris au musée des antiques. On les destinait à l'ornement des jardins de la Malmaison.

22 Janvier 1369. — La petite ville de Marsal, qui depuis l'an 1259, appartenait aux évêques de Metz, est surprise par trois seigneurs lorrains, qui, pour y pénétrer, s'étaient déguisés en paysans ainsi que leurs soldats. Thierry Bayer de Boppart, évêque de Metz, était alors à Vic : Il apprit cet événement dans la matinée et fit partir aussitôt Jean de la Petit-Pierre, son beau-frère, avec une troupe d'hommes aguerris. Ils entrèrent dans la ville par une fausse-porte et attaquèrent les Lorrains, qu'ils trouvèrent disséminés dans la ville et occupés à boire ou à piller. Marsal ne fut pas plus d'une demi-journée au pouvoir des ducs de Lorraine, 87 nobles y périrent et 70 furent faits prisonniers.

La victoire des Lorrains avait été prompte, leur jouissance fut courte; cette aventure donna lieu au proverbe : *C'est comme la joie de Marsal, cela ne dure guère.*

8 Février 1369. — Traité de paix entre les Messins et Jean de Boulay.

Un sujet de ce seigneur ayant tué un bourgeois de Metz, les Messins, pour en tirer vengeance, allèrent faire le dégât sur ses terres. Ils ne lui accordèrent la paix qu'à condition qu'il bannirait le meurtrier, et donnerait une somme de 200 francs à fonder une chapelle pour le repos de l'âme du défunt.

9 Janvier 1372. — Traité d'alliance entre Thierry de Boppart, évêque de Metz, le duc de Lorraine et le duc de Bar, contre les bandes d'aventuriers qui ravageaient le pays.

Février 1372. — Un dimanche de février, les dames de Metz, réunies au Champ-à-Panne, s'amusaient à danser. Tout-à-coup une troupe de cavaliers vient fondre sur elles. C'était le comte de Bar, qui, en guerre avec les Messins, s'était approché de la ville, tandis qu'on le croyait au bourg de Pierrefort. Ses soldats enlevèrent à toutes les dames leurs joyaux et même leurs vêtements, et les laissèrent toutes nues. Les Messins, furieux, prennent leurs armes; ils poursuivent le comte et l'atteignent près de Solgne. Ses troupes sont mises en pièces, et lui-même ne parvient qu'avec peine à s'échapper. On ne ramena dans la ville que sept prisonniers, qui furent le lendemain noyés au pont des Morts.

10 Février 1375. — Thierry de Boppart, évêque de Metz, se ligue avec les ducs de Lorraine et de Bar, contre les troupes de bandits qui désolaient les campagnes. La traite fut jurée sur l'autel de saint Antoine à Pont-à-Mousson. Mais l'argent parut plus efficace que les armes pour éloigner l'ennemi commun. Il en coûta 16000 francs à l'évêque.

L'esprit tracassier et remuant de Thierry de Boppart, lui suscita de nombreux désagréments. Après avoir excommunié les magistrats et les citoyens de Metz, qui voulaient forcer les ecclésiastiques à contribuer aux charges de la cité, il le fut lui-même par le pape pour avoir refusé de payer aux chanoines un cens de 17 muids de sel qu'il leur devait.

14 Août 1376. — L'évêque de Metz, Thierry de Boppart, se trouvant obéré par la guerre qu'il avait eu à soutenir et par les dépenses des bâtiments qu'il faisait élever, vend pour dix ans, au maître-échevin et aux treize-jurés de la ville, le droit de battre monnaie à son coin, moyennant une somme de 4000 francs d'or. En 1383, il y eut un nouveau traité dans lequel on stipula l'aliénation pour un temps indéfini, mais en conservant, comme dans le premier acte, la faculté de rachat.

20 Novembre 1378. — Mort de l'empereur Charles IV dans la 34° année de son règne. Il a fait deux voyages à Metz en 1354 et 1356; au premier, il y érigea en duché les comtés de Luxembourg et de Bar; au second, il publia, dans le Champ-à-Seille (place Coislin), les derniers chapitres de la Bulle-d'Or, loi fondamentale de l'empire germanique.

La poudre à canon fut inventée sous son règne, par le moine Berthold Schwartz.

22 Janvier 1381. — Les Messins accordent aux habitants de Norroy la permission de venir vendre leurs vins dans la ville, à condition qu'ils feront arracher les vignes de mauvaise espèce.

24 Janvier 1381. — Jean de Mirbel, sire de Varsberg, avait commis des hostilités contre les Messins; vaincu par eux, il se soumit à une indemnité de 20000 francs envers la ville, et s'engagea à faire faire à ses frais par douze gentilshommes, le pélerinage de Boulogne-sur-Mer. Le duc de Lorraine se rendit garant de l'exécution de ce singulier traité.

24 Mars 1382. — Le maître-échevin, les treize, et toute la communauté de Metz abolissent par un atour les frairies de corps et métiers qui s'étaient rendues très-puissantes au grand préjudice de la haute-cour et noblesse de la cité, et au grand dommage des pauvres gens desdits métiers.

18 Octobre 1382. — Mort de Jean de Vienne, 75° évêque de Metz.

Jean de Vienne fut en discussion avec les treize et le conseil de la ville de Metz, et tellement qu'il demanda au pape un autre évêché. « En l'é-« vesché de Metz, lui-dit-il, dans une lettre que Meurisse rapporte, je « n'y peu plus estre ne demeurer : car ce sont gens fel et sans loy, « et qui ne croyent mie en Dieu, ains sont telles gens que ie ne pourroye « racompter, ne de leur estat ne de leur oergie, et plus n'en die. »

15 Novembre 1384. — Wenceslas, roi des Romains, arrivé la veille

à Metz, confirme, par une charte, les privilèges et franchises de cette ville et de ses habitants. Le même jour le maître-échevin et les treize-jurés reconnurent Wenceslas en qualité de roi des Romains, et lui promirent de l'assister contre ses compétiteurs dans le cas où il s'en présenterait quelques-uns; malgré ce traité, Wenceslas ayant été déposé en 1400, Metz reconnut son concurrent Robert III; ce fut le prétexte de la guerre, que Louis, duc d'Orléans fit à cette ville et à Charles, duc de Lorraine.

20 Janvier 1387. — Mort de Bertrand, évêque de Téfflis, en Arménie, suffragant de l'évêque de Metz, Thierry Bayer de Boppart. C'était l'un des plus savants hommes de son siècle.

2 Juillet 1387. — Mort de Pierre de Luxembourg, 75° évêque de Metz, fils du comte de Ligny. Il avait été nommé évêque à l'âge de 15 ans, par l'antipape Clément VII. Il n'en avait pas 18 quand il mourut à Villeneuve d'Avignon; il fit son entrée à Metz monté sur un âne et les pieds nus, par humilité. La ville lui fit présent de 200 quartes d'avoine, de deux bœufs gras et de deux queues de vin.

Ce jeune évêque ne s'occupait que d'exercices de piété, et les treize profitèrent de sa jeunesse et de sa faiblesse pour lui ôter le droit d'assister aux élections municipales et de recevoir les serments des magistrats. Le prétexte de cette innovation était l'âge de Pierre de Luxembourg. Pour consacrer ce principe, on fit un atour portant que lorsque les évêques n'auraient pas l'âge compétent, le choix des magistrats serait dévolu aux paraiges. Une assemblée du peuple créa de nouveaux magistrats appelés Wardours, sorte de tribuns chargés de veiller à la conservation des droits des citoyens.

Pierre, tout entier aux choses spirituelles, ne s'émut pas de ces entreprises ; mais son frère Valeran, comte de Saint-Pol et de Ligny, connétable de France, voulut maintenir les prérogatives auxquelles le jeune évêque attachait si peu d'importance. Il fit la guerre aux Messins, dont il ravagea le territoire.

Pierre mourut près de Clément VII. Il a été béatifié en 1527. Les Célestins d'Avignon avaient son corps, ceux de Paris conservaient son manteau, qu'ils portaient dans les maisons pour l'imposer aux malades lorsqu'on sollicitait cette faveur.

6 Janvier 1388. — Raoul de Coucy, 76° évêque de Metz, fait son entrée solennelle dans cette ville, accompagné d'une suite brillante et nombreuse. On lui fit un présent de 400 florins; il trouva ce don si fort au-dessous de ses espérances, qu'il quitta Metz peu de jours après sans dissimuler son mécontentement.

Les magistrats surent, dans une autre occasion, dissiper la prévention qu'avait donnée contre eux, à Raoul, leur apparente parcimonie; ils lui avancèrent 16000 florins d'or pour payer ses dettes et pour dégager ses terres.

17 Mars 1392. — Alliance entre les ducs de Lorraine et de Bar, le maître-échevin, les treize-jurés de la cité de Metz, et Raoul de Coucy, évêque de cette ville, pour délivrer la contrée des brigands et des voleurs qui l'infestaient.

Un semblable traité est une preuve évidente des malheurs qui accablaient alors Metz et la Lorraine. L'on ne doit pas en être surpris, en se rappelant que presque perpétuellement la discorde divisait le gouvernement messin et l'évêque, que les ducs de Lorraine et de Bar, prompts, chacun pour soi, à profiter de ces divisions, attaquaient sans cesse les terres des Messins, et qu'enfin cet état de troubles favorisait les petits seigneurs feudataires de l'évêché et de la cité, qui aspiraient à l'indépendance et qui l'affectaient. Metz avait dans ses environs et à toutes ses issues des châteaux fortifiés qui servaient de retraite aux brigands. L'alliance de 1392 avait pour but de faire cesser cet état d'anarchie ; on ne sait que trop le résultat, mais elle ne fut pas de longue durée, car on voit bientôt après les princes alliés aux prises avec les Messins.

5 Octobre 1393. — L'évêque Raoul de Coucy laisse aux bourgeois de Metz la faculté de choisir à leur gré les treize-jurés pendant huit années. Quand on sait de quelle importance était pour l'évêque cette nomination, on est tout surpris de voir Raoul se dessaisir de son droit pour huit ans. L'étonnement cesse en apprenant qu'obéré, sans crédit, il avait reçu de la cité une avance de 16000 francs d'or.

2 Avril 1397. — La ville de Metz prend à son service le sire de Boulay, en lui accordant le droit de bourgeoisie et une pension de 100 f.

24 Mai 1399. — Un certain Frithas Hornemann, habitant de Francfort, ayant eu un procès à soutenir contre les Messins, à l'occasion d'une dette qu'ils avaient contractée envers lui, fit évoquer à leur insu l'affaire à la cour impériale. Les Messins, qui ignoraient sa démarche, ne comparurent pas au terme fixé. L'empereur Wenceslas les en punit en les mettant au ban de l'empire. La cité défendit ses droits et par les armes et par un mémoire dans lequel elle soutenait qu'elle n'était pas justiciable de l'Empire. Son innocence ayant été reconnue cinq ans après, Wenceslas révoqua sa sentence par une charte expédiée à Prague, le 24 mai 1399.

L'année suivante, la tyrannie et la cruauté de Wenceslas soulevèrent ses sujets contre lui et le firent déposer. On dit qu'un jour il fit embrocher et rôtir un cuisinier pour le punir de lui avoir servi un mauvais dîner.

21 Janvier 1424. — Le jour de Noël de l'année 1423, quelques curés ayant laissé sonner leurs matines avant celles de la cathédrale, les chanoines s'en plaignirent, et sur leurs plaintes, les curés se soumirent par acte du 21 janvier suivant, à ne plus sonner matines le jour de Noël, la messe, le jour du Samedi-Saint, et non le jour de l'Ascension, avant la cathédrale, sous peine de donner à cette église les cordes de leurs cloches par forme d'amende.

24 *Février* 1500. — Charles-Quint naît à Gand ; on a remarqué que le 24 février fut toujours heureux pour ce prince. Le 24 février 1525, il gagna la bataille de Pavie, contre François Ier qu'il fait prisonnier ; le 24 février 1527, son frère Ferdinand est élu roi de Bohême ; le 24 février 1529, il est couronné à Bologne et y apaise une violente sédition ; le 24 février 1548, il investit Maurice de l'électorat de Saxe ; enfin le 24 février 1556, il arrive au monastère de Saint-Just, après son abdication.

Remarquons encore que c'est le 24 février 1563 que mourut le duc de Guise, qui avait fait pâlir devant Metz l'étoile de Charles-Quint. Guise avait été blessé par un assassin six jours avant.

16 *Septembre* 1505. — Prise d'Ars-sur-Moselle par les Messins. Les magistrats de Metz ayant fait arrêter un homme d'Ars qu'ils accusaient de les avoir insultés, les habitants s'en vengèrent en enlevant un charpentier de la cité et deux de ses compagnons. Les Messins prirent les armes et s'avancèrent au nombre de 1000 bourgeois, auxquels étaient réunis 1500 soldoyeurs avec de l'artillerie. A leur approche tous les habitants avaient pris la fuite ; il ne restait que les femmes et les enfants. Après avoir pillé le village, ils vinrent mettre le siège devant l'église qui était fortifiée. La garnison n'osa faire résistance, et rendit les trois prisonniers que l'on avait mis sous sa garde.

28 *Octobre* 1505. — Henri de Lorraine-Vaudemont, 79e évêque de Metz, meurt à Joinville en Champagne.

Henri ne vint jamais à Metz. Il fit administrer l'évêché par des vicaires, mais il ne négligea pas d'en toucher les revenus. Quelle idée se formerait-on donc alors des devoirs d'un sacré ministère ? Que dire d'un tel évêque ? Meurisse trouve qu'il a gouverné son église avec douceur et louanges, et qu'il l'a laissée toute pleine de témoignage et de marques de piété et de libéralité. Les faits démentent ce jugement, et je trouve qu'Henri a ruiné son église pour favoriser René II, duc de Lorraine, son oncle, et qu'il a rendu un mauvais service à Metz en lui laissant pour successeur Jean de Lorraine, son neveu, âgé de sept ans.

7 *Septembre* 1518. — Traité de paix entre les Messins et Philippe Schlucterer, seigneur d'Effenstein, et François de Seckingen. Voici quelle était l'origine de la guerre à laquelle ce traité mit fin :

Pierre Stouffroy dit Burtal, citoyen de Metz, prétendant que la ville l'avait injustement privé d'une succession, implora l'appui de Schlucterer dont il se déclara le vassal. Schlucterer qui, comme tous les seigneurs de ce temps, recherchait avec empressement les moyens de soutenir sa fortune par le brigandage, accorda à Burtal la protection qu'il sollicitait, et vint lui-même porter le dégât dans les environs de Metz ; il brûla un grand nombre de villages et se retira chargé de butin.

Les Messins, affaiblis par des malheurs de toute espèce qui, depuis 20 ans, n'avaient cessé de les accabler, ne se crurent pas assez forts pour opposer à l'agresseur la force des armes ; ils se bornèrent à le citer à la chambre de l'empereur ; Schlucterer, condamné et mis au ban de l'empire, n'en continua pas moins les hostilités. Les Messins tentèrent alors un dernier effort ; ils mirent en campagne un corps de 800 fantassins et de 700 cavaliers, avec huit pièces d'artillerie volante. Cette petite armée parvint à faire respecter pendant deux ans leur territoire.

Dans l'entrefaite, Burtal avait été tué par le maréchal-ferrant d'Ennery, qui chercha par là à racheter une faute qui l'avait fait bannir du Pays-Messin. Schlucterer résolut de venger sa mort. Il appelle à son aide François de Seckingen, seigneur alsacien. Leurs troupes réunies marchent

sur Metz, et portent partout la destruction et la mort, ils brûlent un grand nombre de villages. Partout les habitants effrayés s'enfuirent à leur approche et se réfugient dans la ville. Le 5 septembre, ils viennent camper sur les hauteurs de Belle-Croix, à la tête de 15000 hommes.

La consternation était extrême à Metz. Les habitants accusaient l'imprévoyance des magistrats ; ceux-ci eurent à peine le temps de faire quelques préparatifs de défense pour arrêter l'ennemi pendant que l'on tenterait les voies d'un accommodement.

Le comte de Salm et Jean d'Helmstadt, sollicités par la cité, se firent les médiateurs entre elle et les deux seigneurs, et parvinrent à faire conclure la paix le 7 septembre. Les Messins l'achetèrent fort chèrement : ils furent obligés de payer à Schlucterer et à Seckingen 34000 florins du Rhin, et de leur abandonner en outre tout le butin qu'ils avaient fait dans les campagnes.

7 *Juillet* 1524. — Toutes les vignes du Pays-Messin sont gelées. On prétend que notre climat change et se refroidit, que l'ordre des saisons s'intervertit, qu'il n'y a plus d'été à Metz. Les vieillards assurent que cela est notoire, et ils ne souffrent pas que l'on discute leur assertion. Répondons-leur que les vignes, il y a trois siècles, furent gelées le 7 juillet. Que devait-on dire alors ?

25 *Avril* 1525. — Les magistrats de Metz, alarmés du progrès que faisait, parmi les citoyens, la doctrine des réformés, firent afficher l'ordonnance suivante :

« Messieurs de la justice et du conseil ordonnent et expressément « commandent à tout chacun que nuls, ne nulles, voulissent croire, ne « tenir autre loi que celle que nos prédécesseurs ont tenu, jusques ce « que provision y fut mise, fut par le St-Conseil ou autrement. »

Ce sont les propres termes de cette pièce singulière.

10 *Juillet* 1525. — Jean Leclerc, cardeur de laine, arrivé à Metz après avoir été banni de Meaux, sa patrie, pour avoir annoncé que le pape était l'antechrist. Théodore de Beze désigne Leclerc comme fondateur de l'église réformée de Metz.

Leclerc, dépourvu d'instruction, mais doué d'esprit naturel et parlant avec la vivacité d'un inspiré, avait dans son élocution tout ce qui plaît à la multitude. Il fit à Metz de nombreux prosélytes ; mais son zèle plus ardent qu'éclairé l'égara, et les ennemis de la réformation profitèrent de ses fautes.

Leclerc, après 15 jours de séjour, périt au milieu des supplices les plus cruels.

28 *Juillet* 1525. — Jean Leclerc de Meaux, accusé ainsi que deux autres bourgeois d'avoir brisé des images de saints est condamné et exécuté.

Ce malheureux fut brûlé vif après avoir eu le nez arraché, le poing droit coupé, et après avoir été couronné à plusieurs reprises de cercles de fer rougis au feu.

Meurisse (*Hist. de l'Hér.*) trouve que ce châtiment répondait au crime. Le charitable et bénin évêque dit ensuite : « L'exécution si chaude et si exemplaire du cardeur Jean Leclerc, tant de remèdes excellents appliqués sur ce mal naissant (le luthéranisme), et ce feu et ces fers employés avec tant de soin, produisirent de très-salutaires effets. »

Ce feu et ces fers n'empêchèrent pas que Metz fut bientôt moitié réformé, moitié catholique romain.

21 *Mars* 1529. — Mort de Conrard Payen, évêque de Basilic et suffragant de l'évêché de Metz. Il s'est rendu célèbre par sa science et par sa piété. Conrard Payen était natif d'Ars-sur-Moselle.

H.-X. LORETTE.

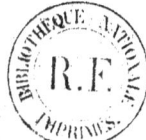

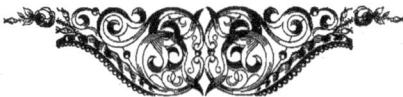

NOTA. Pour la suite des Notes historiques sur Metz, voir les brochures LA VENDETTA, LA FÊTE DES TRÉPASSÉS.

A la première occasion une cinquième livraison paraîtra, toujours sous le même format, et contenant des Notes sur le Pays-Messin.

Imprimerie et Lithographie de NOUVIAN, au bas de la rue Tête-d'Or, à Metz.